U0313130

编 委 会

连南瑶族自治县

瑶药图谱名录

洪　敏　向海卿　幸冰峰◎主　编

沈水桂　廖　锐　王少敏◎副主编

LIANNAN YAOZU ZIZHIXIAN
YAOYAO TUPU MINGLU

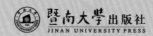

暨南大学出版社
JINAN UNIVERSITY PRESS

中国·广州

图书在版编目（CIP）数据

连南瑶族自治县瑶药图谱名录 / 洪敏，向海卿，幸冰峰主编；沈水桂，廖锐，
王少敏副主编. —广州：暨南大学出版社，2023.6
ISBN 978-7-5668-3659-5

Ⅰ．①连…　Ⅱ．①洪…②向…③幸…④沈…⑤廖…⑥王…　Ⅲ．①瑶
族—民族医学—药物学—连南瑶族自治县—图录　Ⅳ．① R295.108-64

中国国家版本馆 CIP 数据核字（2023）第 077224 号

连南瑶族自治县瑶药图谱名录
LIANNAN YAOZU ZIZHIXIAN YAOYAO TUPU MINGLU
主　编：洪　敏　向海卿　幸冰峰　副主编：沈水桂　廖　锐　王少敏

出 版 人：张晋升
策　　划：周玉宏
责任编辑：颜　彦
责任校对：刘舜怡　黄晓佳
责任印制：周一丹　郑玉婷

出版发行：暨南大学出版社（511443）
电　　话：总编室（8620）37332601
　　　　　营销部（8620）37332680　37332681　37332682　37332683
传　　真：（8620）37332660（办公室）　37332684（营销部）
网　　址：http://www.jnupress.com
排　　版：广州尚文数码科技有限公司
印　　刷：广州市快美印务有限公司
开　　本：787mm×1092mm　1/16
印　　张：14.75
字　　数：330 千
版　　次：2023 年 6 月第 1 版
印　　次：2023 年 6 月第 1 次
定　　价：88.00 元

（暨大版图书如有印装质量问题，请与出版社总编室联系调换）

序　言

　　瑶族医药是我国传统医药的重要组成部分，瑶族同胞在长期与疾病作斗争的过程中，积累总结了丰富的防病治病经验，形成了具有瑶族特色的瑶族医药诊疗体系。连南瑶族自治县位于广东省西北部，是一个以瑶族为主的少数民族自治县，是广东省瑶族人口最多的地区，也是全国唯一的排瑶聚居地。连南瑶族自治县森林覆盖率达83.8%，独特的自然环境也孕育了丰富的药材资源，为瑶医瑶药的发展提供了资源保障。随着社会的进步，瑶医瑶药独特的传统医药、技法、祖传良方及优质的瑶山药材受到越来越多的关注，同时也有越来越多的人认可瑶医瑶药、越来越多的人使用瑶药。瑶医瑶药是中华文化及中医药的重要构成部分，为人类健康、防病治病发挥重要作用。

　　在广州对口帮扶清远指挥部、连南瑶族自治县政府、广东药科大学附属第一医院的支持下，2020年9月连南瑶族自治县中医院（瑶医医院）成立，使连南瑶族自治县有了专门的瑶医瑶药临床培养基地；2021年瑶医瑶药研究中心成立，使连南瑶族自治县瑶医瑶药有了专门的科研机构；2022年瑶医瑶药展示体验中心对外开放，使连南瑶族自治县瑶医瑶药有了专门的科普宣教中心。

虽然人们对瑶医瑶药的认识和使用源远流长，瑶医瑶药已经融入连南瑶族人民生活的方方面面，但是瑶族没有自己的文字，瑶医瑶药都是靠口传心授、代代相传，而鲜有文字记载，没有历史文献，缺乏理论专著，发展缓慢，传承方式相对单一。现连南瑶族健在瑶医年龄相对较大，瑶医瑶药的传承后继乏力、后继乏人的问题日益突出，因此，整理瑶医瑶药的工作迫在眉睫。

为了使连南瑶族自治县瑶医瑶药的经验能得到传承及发展，我们决心撰写《连南瑶族自治县瑶药图谱名录》。一年多时间以来，我们跟随瑶医的脚步上山采药识药，收集了大量的一手资料，同时也了解了瑶医瑶药发展的历程及其艰辛不易。为了便于普及推广连南瑶族自治县瑶医瑶药，使大众更好地了解及使用瑶药，本书按功能分类，主要分为九大类：解毒消肿药、补虚药、活血止痛药、解表药、泻导药、开胃宽中药、利湿通淋药、熄风药、止痢药，共收集207种连南瑶族自治县瑶药，同时记录了各种瑶药的药用部分及分布环境（本书所有药物分布环境皆指在连南瑶族自治县县域）。《连南瑶族自治县瑶药图谱名录》的出版，可加强社会对连南瑶族自治县瑶医瑶药传承的重视，使连南瑶族自治县瑶医瑶药的发展能更上一个台阶，对人们的健康事业有所帮助。

由于编者水平有限，时间仓促，本书难免有不足之处，敬请各位读者予以指出，欢迎多提宝贵意见，以便我们今后对本书进行修订。

编　者

2023年1月27日

致　谢

本书特别鸣谢瑶医房比边五师傅、唐七斤师傅、唐春洋师傅带领编写团队上山采药认药，并详细介绍瑶药功效用法，特别感谢李文格同志无偿提供瑶药图片。

本书得到广清指挥部广清帮扶项目、广东省中医药管理局项目（项目编号：20213013）、广东省医学科学研究基金项目（项目编号：A2020601）的支持。

目 录
CONTENTS

补虚药

解表药

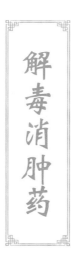

解毒消肿药

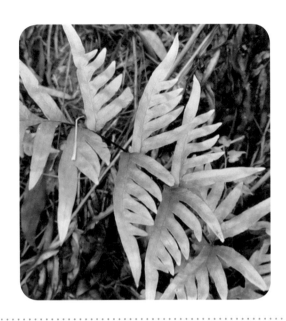

半边旗

药用部分	全株
采摘时间	全年可采收
炮制方法	鲜用或晒干使用
分布环境	分布于全县各镇（区），群生于林下、山沟或石上
瑶药功能	清热解毒，消肿生肌
瑶药主治	疮疗肿痛，脓肿，目赤肿痛，小便涩痛，跌打损伤，蛇虫咬伤
现代药理作用[1]	抗炎，抗肿瘤，抗过敏
用法用量	常用10～30克，水煎服，外用时鲜品适量捣烂敷在患处

参考文献

[1] 张娜，邹娟，叶江海，等. 半边旗化学成分及药理活性研究进展 [J]. 贵阳中医学院学报，2019，41（6）：95-98.

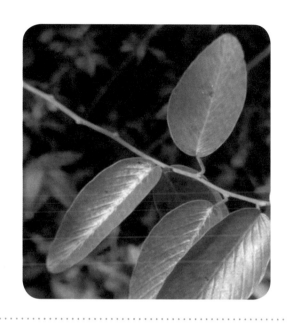

瑶药名称

铁包金

🐾 **药用部分**　根

🗓 **采摘时间**　秋后采摘

⚜ **炮制方法**　根部鲜用或晒干切片

🍁 **分布环境**　分布于三排、南岗、金坑、寨南，生于山地灌丛中或路旁

✳ **瑶药功能**　清热解毒，消肿止痛

❀ **瑶药主治**　疮疔肿毒，毒蛇咬伤，烫伤，牙疼，跌打损伤

✴ **现代药理作用**[1]　　抗炎镇痛，抗肿瘤，护肝降酶，抗呼吸道感染

➕ **用法用量**　常用15～30克，水煎服，外用时鲜品适量捣烂敷在患处

参考文献

[1] 荆英珊，谢国勇，顾卫卫，等. 铁包金的化学成分及药理作用研究进展 [J]. 中国野生植物资源，2017，36（1）：49-53，61；何梦玲，谢琦君. 铁包金的研究进展 [J]. 中国民族民间医药，2013，22（2）：18-19.

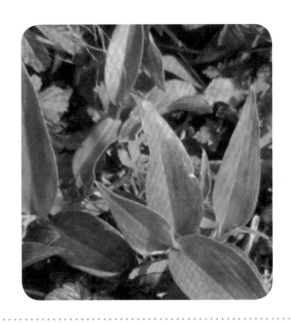

瑶药名称

鸭跖草

药用部分 地上部分

采摘时间 全年可采摘，以5—9月最佳

炮制方法 洗净晒干即可，无特殊炮制

分布环境 分布于全县大部分地区，生于温暖湿润及半阴的环境

瑶药功能 清热解毒，凉血消肿

瑶药主治 肺热扁桃体红肿，毒蛇咬伤，水肿，黄疸型肝炎，宫颈糜烂，无名肿毒

现代药理作用[1] 抗氧化，调节血糖，抑菌，抗炎，镇痛，抗病毒，护肝等

用法用量 常用15～30克，水煎服，外用时鲜品适量捣烂敷在患处

参考文献

[1] 王兴业，李剑勇，李冰，等. 中药鸭跖草的研究进展 [J]. 湖北农业科学，2011，50（4）：652-655.

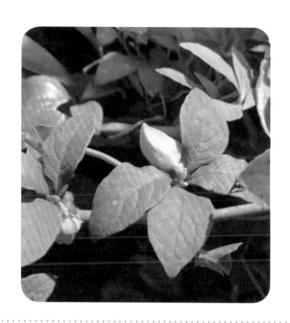

瑶药名称

四叶参

🐾 **药用部分**　根

🗓 **采摘时间**　春秋两季采挖

⚜ **炮制方法**　蒸后切片晒干

🍁 **分布环境**　分布于全县大部分地区，生于山地沟边或林中

✳ **瑶药功能**　解毒消肿，排脓通乳

✿ **瑶药主治**　疖肿，疔疮，咽痛，毒蛇咬伤，乳腺炎，脓肿，少乳

❋ **现代药理作用**[1]　抗氧化，抗癌，改善免疫，镇静，镇痛，护肝，抗疲劳，镇咳，抗菌等

➕ **用法用量**　常用15～75克，水煎服，外用时鲜品适量捣烂敷在患处

参考文献

　　[1]谷红霞，周茂金，苏美英. 四叶参化学成分和药理作用研究进展［J］. 中草药，2009，40（8）：1338-1340.

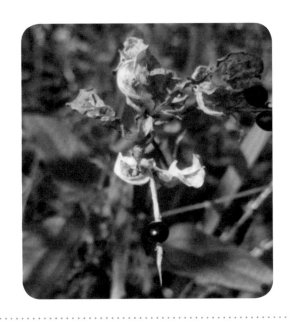

瑶药名称

射干

药用部分	根状茎
采摘时间	夏至前后，植株地上部分枯萎时采收
炮制方法	烫制晒干切片
分布环境	分布于南岗、寨南、金坑，生于山坡草丛中
瑶药功能	清热解毒，散结消肿，化痰止咳
瑶药主治	咽喉疼痛，无名肿毒，咳嗽气喘，腹水，皮疹
现代药理作用[1]	抗炎，抗菌，抗病毒，抗肿瘤，止咳，神经保护，降糖，保护肾纤维作用，提高免疫力，抗骨质疏松等
用法用量	常用5～20克，水煎服，外用时鲜品适量捣烂敷在患处

参考文献

[1] 张明发，沈雅琴. 射干药理研究进展 [J]. 中国执业药师，2010, 7 (1)：14-19.

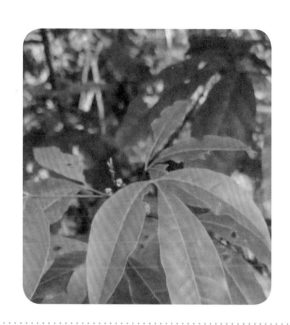

瑶药名称

三叉苦

🐚 **药用部分**　根和叶

🗓 **采摘时间**　全年可采收

⚜ **炮制方法**　晒干切段

🍃 **分布环境**　分布于金坑，生于林边、溪边或灌丛中

❋ **瑶药功能**　清热解毒，祛风除湿，消肿止痛

✿ **瑶药主治**　感冒发热，咽喉疼痛，咳嗽，蛇虫咬伤，无名肿毒，脓肿，腰痛，关节炎

⚛ **现代药理作用**[1]　抗炎，抑菌，镇痛，调节血糖和血脂

✛ **用法用量**　常用15～50克，水煎服，外用时鲜品适量捣烂敷在患处

参考文献

[1] 刘同祥，王绍辉，王勇，等. 三叉苦的研究进展 [J]. 中草药，2016，47 (22)：4103-4110.

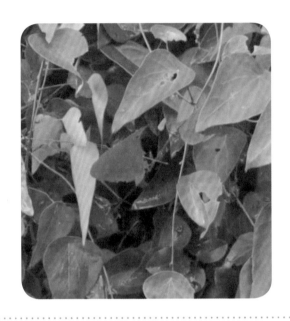

瑶药名称

千金藤

药用部分　全株

采摘时间　春秋季节采收

炮制方法　晒干即可

分布环境　分布于全县大部分地区，生于山坡路边、沟边、草丛或山地丘陵地灌丛中

瑶药功能　清热解毒，利水消肿，祛风止痛

瑶药主治　咽喉肿痛，毒蛇咬伤，关节疼痛，腰痛，皮疹，湿疹，水肿，腹水，肾结石

现代药理作用[1]　抗肿瘤，抗纤维化，抑菌，抗炎，镇痛，抗病毒，抗多药耐药，抗药物成瘾，抗氧化，降血糖等

用法用量　常用15～30克，水煎服，外用时鲜品适量捣烂敷在患处

参考文献

［1］黄建明，郭济贤. 中国千金藤属（Stephania）植物中生物碱类化学成分的研究进展［J］. 华西药学杂志，1998，13（2）：97-99.

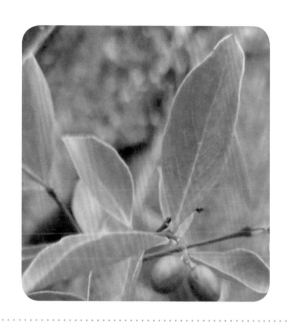

瑶药名称

了哥王

🐾 **药用部分**　　根及叶（全株有毒）

📅 **采摘时间**　　全年可采收

⚜ **炮制方法**　　晒干切段

🍁 **分布环境**　　分布于全县各镇（区），生于丘陵草坡或灌丛中

✳ **瑶药功能**　　清热解毒，消肿散结，通经利水

⚙ **瑶药主治**　　淋巴结炎，气管炎，关节炎，跌打损伤

🎗 **现代药理作用**[1]　　抗菌，抗病毒，抗炎

🔲 **用法用量**　　常用3～9克，水久煎服（久煎4小时），外用时鲜品适量捣烂敷在患处

参考文献

［1］陈扬，孙立新. 中药了哥王研究进展［J］. 沈阳药科大学学报，2009（7）：587-590.

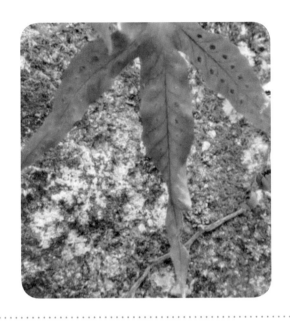

瑶药名称

金鸡脚

 药用部分　　全株

采摘时间　　夏秋采收

炮制方法　　晒干切段

分布环境　　分布于全县大部分地区，生长于林下或少阴处

瑶药功能　　清热解毒，祛风利湿

瑶药主治　　咽喉肿痛，扁桃体炎，中暑，腹泻，小便涩痛，毒蛇咬伤

现代药理作用[1]　　抗炎，抗病毒，抗乙肝病毒等

用法用量　　常用15～50克，水煎服，外用时鲜品适量捣烂敷在患处

参考文献

[1] 段世廉，唐生安，秦楠，等. 金鸡脚化学成分及其抗氧化活性 [J]. 中国中药杂志，2012（10）：1402-1407.

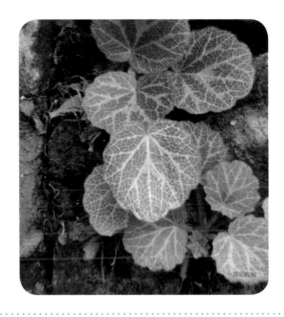

瑶药名称

虎耳草

🔸 **药用部分**	全株
▣ **采摘时间**	全年可采收，以春秋季节最佳
⚜ **炮制方法**	晒干切段
❋ **分布环境**	分布于全县各镇（区），生于石壁及灌丛阴湿处
✺ **瑶药功能**	清热解毒，祛风凉血
✿ **瑶药主治**	咽喉肿痛，失音，湿疹，咳嗽，血崩，脓肿
⚛ **现代药理作用**[1]	抗炎，抗菌，抗肿瘤，保肝，保护急性肺损伤，止咳等
✚ **用法用量**	常用10～30克，水煎服，外用时鲜品适量捣烂敷在患处

参考文献

[1] 先春，龚小见，赵超，等. 虎耳草的化学成分研究 [J]. 中国实验方剂学杂志，2012，18（10）：124-126.

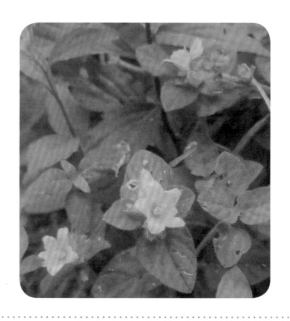

金钱草

🧴 **药用部分**	全株
🗓 **采摘时间**	夏秋季节采收
⚜ **炮制方法**	洗净晒干即可
✿ **分布环境**	分布于全县大部分地区，生于山谷、坑地疏林、丘陵及路旁
✹ **瑶药功能**	清热解毒，利尿排石
✿ **瑶药主治**	急慢性肝炎，黄疸型肝炎，胆囊炎，肾炎，泌尿系感染，扁桃体炎，口腔炎及痈疖疔毒，毒蛇咬伤，乳痈，肾结石，烫伤
⚛ **现代药理作用**[1]	抗炎，抗菌，镇痛，抗移植排斥，抗氧化，利胆排石等
✚ **用法用量**	常用15～60克，水煎服，外用时鲜品适量捣烂敷在患处

参考文献

[1] 戴欢，何浩. 过路黄研究和应用概况 [J]. 农村经济与科技，2012，23（3）：13-15.

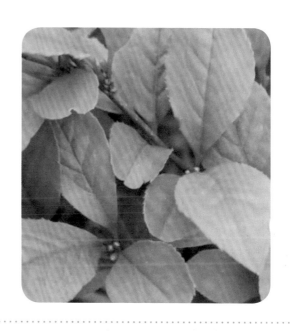

瑶药名称

岗梅

🧴 **药用部分**　　根

🗓 **采摘时间**　　全年可采收

⚜ **炮制方法**　　洗净，晒干切片

🌿 **分布环境**　　分布于三排、南岗、三江，生于灌丛或林中

✹ **瑶药功能**　　清热解毒，生津利咽，散瘀止痛

⚙ **瑶药主治**　　咽喉红肿疼痛，急性扁桃体炎，咽喉炎，急慢性肝炎，黄疸，淋巴结

　　　　　　　　炎，跌打损伤，蛇虫咬伤

🔬 **现代药理作用**[1]　　抗炎，抗病毒，止咳，抗菌等

✚ **用法用量**　　常用15～30克，水煎服，外用时鲜品适量捣烂敷在患处

参考文献

[1] 梅瑜，周子雄，王继华. 南药岗梅的研究进展［J］. 热带农业科学，2020，40（2）：31-38.

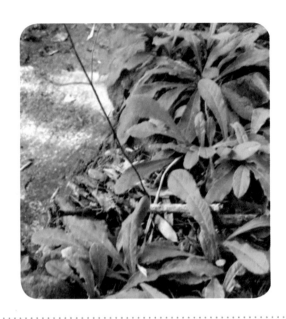

瑶药名称

地胆头

🧪 **药用部分**　根或全株

📅 **采摘时间**　夏秋季节采收

⚜ **炮制方法**　洗净晒干即可

🍂 **分布环境**　分布于三排、南岗、大坪，生于山坡草丛中或林边

✳ **瑶药功能**　清热解毒，消肿利尿

⚙ **瑶药主治**　扁桃体炎，咽喉炎，肾炎水肿，腹泻，黄疸，肝炎

✴ **现代药理作用**[1]　清除自由基，抗氧化，抗肿瘤，抗菌，抗病毒和调节免疫，防治血管硬化，降血糖，抗高血压等

➕ **用法用量**　常用10～60克，水煎服，外用时鲜品适量捣烂敷在患处

参考文献

［1］范琼，邓爱妮，朱玉龙，等. 地胆头化学成分及其生理活性的研究［J］. 热带作物学报，2017，38（6）：1138-1142.

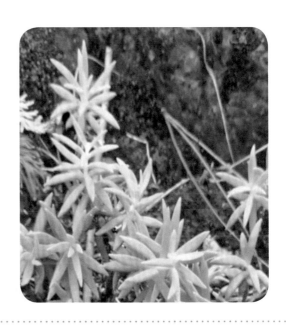

瑶药名称

垂盆草

药用部分　　全株

采摘时间　　4—9月采收

炮制方法　　晒干即可

分布环境　　分布于全县大部分地区，生于山坡、石隙、沟边及路旁湿润处

瑶药功能　　清热解毒，利湿退黄

瑶药主治　　咽喉炎，黄疸，小便涩痛，疮痈肿毒，肝炎，胆囊炎，肾结石

现代药理作用[1]　　抗炎，保肝降酶，抗肿瘤，抗纤维化，抑制脂质积累，免疫抑制，增强运动能力，降压，抗衰老等

用法用量　　常用15～60克，水煎服，外用时鲜品适量捣烂敷在患处

参考文献

　　［1］杨迎迎，万新焕，刘英男，等. 垂盆草化学成分及药理作用研究进展［J］. 中国中药杂志，2020，45（18）：4341-4348.

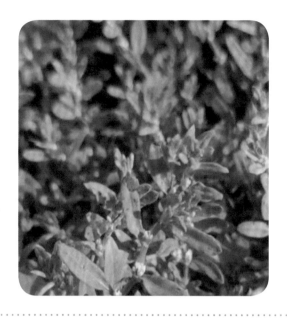

瑶药名称

萹蓄

🌿 **药用部分**	全株
🔲 **采摘时间**	夏季采收
⚜ **炮制方法**	洗净晒干
🍃 **分布环境**	分布于全县各镇（区）的田野、荒地、水边
✳ **瑶药功能**	清热解毒，通经利尿，杀虫止痒
⚙ **瑶药主治**	小便涩痛，湿疹，下阴瘙痒，荨麻疹，肾结石，胆囊炎，肾炎
⚛ **现代药理作用**[1]	利尿，抑菌，杀螨杀虫，止痒，降压，降血糖和尿糖，舒张血管，抗癌，抗氧化和抗衰老，减肥，抗肝纤维化
🧩 **用法用量**	常用10～30克，水煎服，外用时鲜品适量捣烂敷在患处

参考文献

[1] 程伟，刘琳，朱丹丹. 中药萹蓄本草考证及现代药理研究 [J]. 辽宁中医药大学学报，2020，22（1）：4-7.

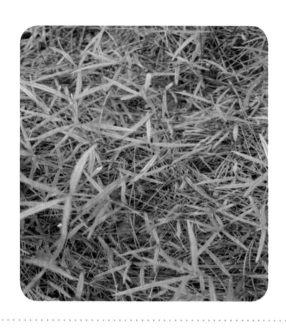

白花蛇舌草

🖐 **药用部分**　　全株

⬛ **采摘时间**　　每年8月及11月

⚜ **炮制方法**　　洗净晒干

🌿 **分布环境**　　分布于金坑、三江、寨南，生于田边、旷野及路旁

✳ **瑶药功能**　　清热解毒，消痈散结，利尿除湿

✿ **瑶药主治**　　各种肿瘤（如肝癌），疮疖肿痛，毒蛇咬伤，肾炎，肾结石，黄疸

✺ **现代药理作用**[1]　　抗氧化，抗化学诱变，抗菌消炎，免疫调节，抗肿瘤，保肝利胆

⊞ **用法用量**　　常用15～60克，水煎服，外用时鲜品适量捣烂敷在患处

参考文献

[1] 张轲. 白花蛇舌草化学成分研究［D］. 北京：中国中医科学院，2016.

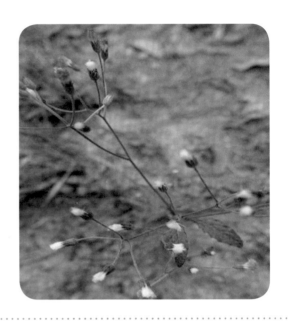

瑶药名称

夜来香

药用部分　花、叶

采摘时间　夏秋采收

炮制方法　洗净晒干即可

分布环境　分布于金坑、三江、寨南，生于丛林、林地或灌丛中

瑶药功能　清热解毒，清肝明目

瑶药主治　目赤肿痛，麻疹，角膜云翳，失眠，麦粒肿

现代药理作用[1]　镇痛，抑菌，局部麻醉，抗乳腺癌，中枢抑制

用法用量　常用3～10克，水煎服，外用时鲜品适量捣烂敷在患处

参考文献

[1] 祝尧荣，金阳. 对夜来香生物活性的研究 [J]. 安徽农业科学，2008（30）：13261-13262.

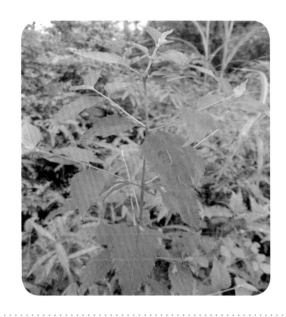

六月雪

🧴 **药用部分**	全株
🧮 **采摘时间**	7月前后（即农历六月前后）
⚜ **炮制方法**	洗净晒干即可
❋ **分布环境**	分布于金坑、三排、大坪，生于路旁、山坡、林缘及林下灌丛中
❋ **瑶药功能**	清热解毒，祛风消肿，健脾行瘀
❋ **瑶药主治**	肝炎，经闭，小儿疳积，风湿腰痛，无名肿毒，腹胀，腹水
❋ **现代药理作用**[1]	解热，抑菌，抗肝炎，保肝，抗氧化，保护胃黏膜，促凝血，调节缺氧耐受力，免疫调节
✚ **用法用量**	常用10～50克，水煎服，外用时鲜品适量捣烂敷在患处

参考文献

[1]许玉华，甄丹丹，甄汉深. 六月雪的研究进展［J］. 中国民族民间医药，2016，25（22）：24-26，30.

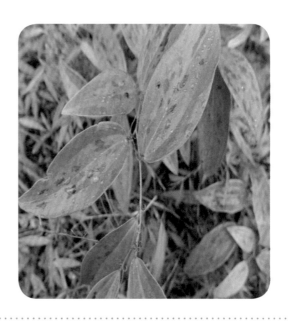

金岗头

药用部分	根
采摘时间	全年可采收
炮制方法	洗净晒干即可
分布环境	分布于全县各镇（区）的近郊丘陵地及疏林下
瑶药功能	清热解毒，化气导滞
瑶药主治	无名肿毒，皮疹，大肠湿热，腹泻，小儿腹胀，食欲不振
现代药理作用	（暂时未见金岗头药理作用文献）
用法用量	常用10～50克，水煎服，外用时鲜品适量捣烂敷在患处

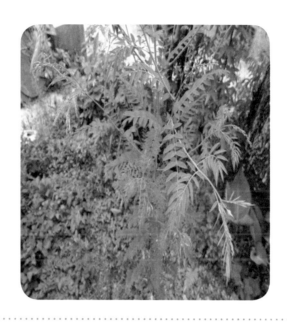

山豆根

药用部分	根
采摘时间	8月采收最佳
炮制方法	洗净晒干切片
分布环境	分布于金坑、涡水的山谷或山坡密林中
瑶药功能	清热解毒，消肿利咽
瑶药主治	咽喉肿痛，牙龈肿痛，口腔溃疡，肿瘤
现代药理作用[1]	抗炎，抗氧化，抗肿瘤，抗菌，抗病毒，保护心血管，降糖
用法用量	常用15～30克，水煎服，外用时鲜品适量捣烂敷在患处

参考文献

[1] 傅月朦，余登香，王淑娜，等. 山豆根黄酮类成分药理作用及机制研究进展 [J]. 中草药，2022，53(19)：6234-6244.

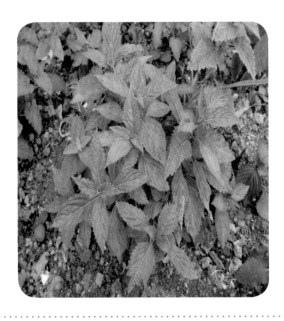

 瑶药名称

溪黄草

🖐 **药用部分**　全株

🗓 **采摘时间**　夏秋季节采收

⚜ **炮制方法**　晒干切段即可

🌿 **分布环境**　分布于全县各镇（区），常野生在溪边湿地、村边、沟边、田边及林下

❋ **瑶药功能**　清热利湿，退黄祛湿，凉血散瘀

✿ **瑶药主治**　急性黄疸型肝炎，急性胆囊炎，肠炎，跌打瘀痛，黄疸，咽喉肿痛，脬肿

❀ **现代药理作用**[1]　抗菌，保肝，抗癌，抗炎，抗病毒，抗氧化，免疫调节，抗衰老

✚ **用法用量**　常用15～30克，水煎服，外用时鲜品适量捣烂敷在患处

参考文献

［1］蔡幸婷，任搏文，李达谅. 溪黄草的化学成分和药理作用研究进展［J］. 福建轻纺，2022（7）：1-7.

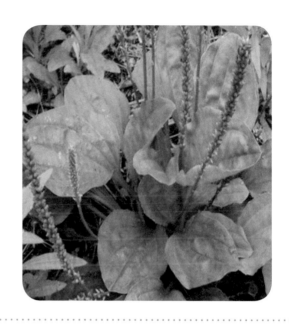

车前草

🔖 **药用部分**	全株
🗓 **采摘时间**	秋季采收
⚜ **炮制方法**	晒干切段即可
🌿 **分布环境**	分布于全县各镇（区），生于平地、路边、田埂或沟边阴湿处
❋ **瑶药功能**	清热利尿，渗湿止泻，明目，祛痰
✿ **瑶药主治**	小便不利，小便涩痛，淋浊带下，水肿胀满，中暑，目赤障翳，痰热咳喘
⚛ **现代药理作用**[1]	抗炎，抗菌，抗肿瘤，免疫调节，抗抑郁，肾脏修复
✚ **用法用量**	常用15～30克，水煎服，外用时鲜品适量捣烂敷在患处

参考文献

［1］侯英泽，李宇洋，周彤宇，等. 中药材车前草本草考证及现代药理学分析［J］. 微量元素与健康研究，2022，39（6）：45-47.

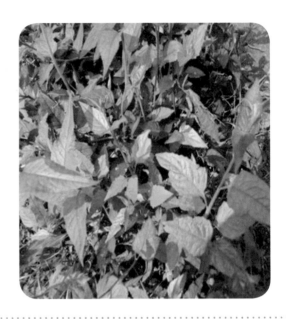

九里明

药用部分	全株
采摘时间	夏秋采集
炮制方法	晒干切段即可
分布环境	分布于三排、南岗、寨岗、大麦山九寨、大坪，生于路旁、草丛及旷野间
瑶药功能	清热解毒，明目
瑶药主治	风热感冒，目赤肿痛，视物模糊，白内障，湿热腹泻
现代药理作用[1]	镇痛镇静，凝血，止血，降血压以及保护肝脏
用法用量	常用15～30克，水煎服，外用时鲜品适量捣烂敷在患处

参考文献

[1] 吴炜邦，韦金红，韦金双，等. 白花九里明的研究进展 [J]. 中国现代应用药学，2019，36（24）：3126-3129.

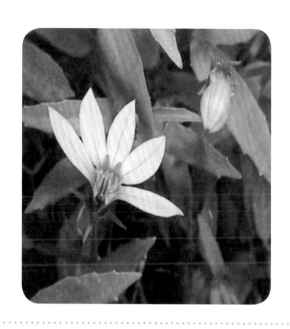

半边莲

🐚 **药用部分**　全株

🗓 **采摘时间**　夏秋季节

✦ **炮制方法**　晒干即可

🍁 **分布环境**　分布于金坑、三江及南岗，生于田埂、沟边或潮湿草地

✳ **瑶药功能**　清热解毒，利尿消肿

✤ **瑶药主治**　咽喉炎，肾炎，痈肿疔疮，蛇虫咬伤，膨胀水肿，湿热黄疸，湿疹，肿瘤

✸ **现代药理作用**[1]　抗肿瘤，抗氧化，镇痛抗炎，抑制 α-葡萄糖苷酶

✚ **用法用量**　常用10～30克，水煎服，外用时鲜品适量捣烂敷在患处

参考文献

［1］王晓阳. 半边莲化学成分的研究［J］. 中成药，2020，42（12）：3208-3210.

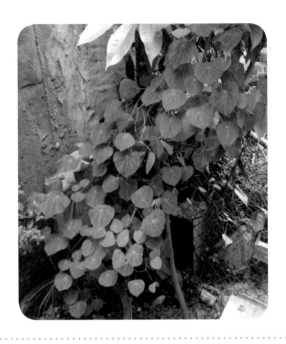

 瑶药名称

金不换

药用部分　全株

采摘时间　全年可采收

炮制方法　晒干即可

分布环境　分布于寨南、大坪、南岗，常生于排水好、向阳山坡

瑶药功能　清热解毒，镇静，理气止痛

瑶药主治　胃痛，溃疡病，上呼吸道感染，支气管炎，肺炎，菌痢，肠炎，泌尿系统感染，败血病，烫伤

现代药理作用[1]　抗炎，抗病毒，抗肿瘤，抗菌

用法用量　常用5～30克，水煎服，外用时鲜品适量捣烂敷在患处

参考文献

[1] 李创军，张东明，庾石山. 金不换的化学成分研究 [J]. 中草药，2007(8)：1146-1148.

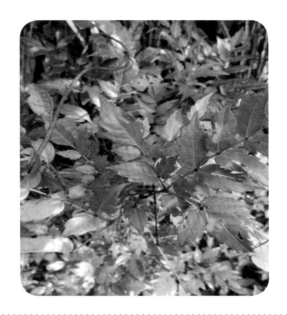

藤婆茶

🧑 **药用部分**	全株
🗓 **采摘时间**	5—10月采收，端午前后半个月采收最佳
⚜ **炮制方法**	晒干切段
🍃 **分布环境**	分布于金坑、涡水，生于丘陵、疏林
✳ **瑶药功能**	清热解毒，祛风除湿，强筋骨
⚙ **瑶药主治**	咽喉痛，无名肿毒，高血压病，感冒发热，心脑血管疾病，皮炎，湿疹，腰痛，跌打损伤
❄ **现代药理作用**[1]	抗自由基氧化，抗癌防癌，抗菌抗病毒，抗糖尿病
➕ **用法用量**	常用15～30克，水煎服或泡茶喝，外用时鲜品适量捣烂敷在患处

参考文献

[1] 陈缵光，王玫馨，蔡沛祥，等. 无刺根中蛇葡萄素和杨梅素的含量测定 [J]. 中药材，1997（1）：23-25.

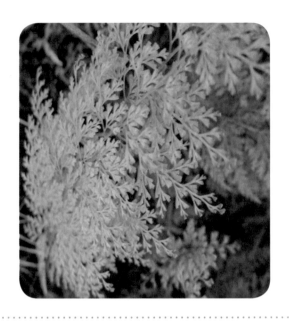

瑶药名称

火烧草

药用部分　　全株

采摘时间　　夏秋采收

炮制方法　　晒干即可

分布环境　　分布于全县各镇（区），生于山坡或山谷石缝中

瑶药功能　　清热解毒，凉血止血

瑶药主治　　内服治疗外伤出血，吐血，咯血，便血，尿血，痔疮出血，乳痈，咽喉肿痛，丹毒；外用治疗烧伤烫伤

现代药理作用　　（暂时未见火烧草药理作用文献）

用法用量　　常用15～30克，水煎服，外用时鲜品适量捣烂敷在患处

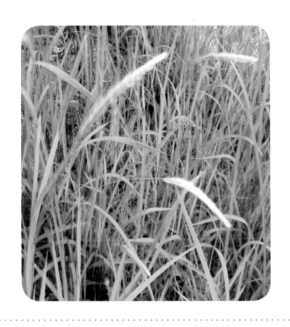

瑶药名称

茅根

🏺 **药用部分**	根状茎
🔲 **采摘时间**	春秋季节采收
⚜ **炮制方法**	晒干切段
✿ **分布环境**	分布于全县各镇（区），生于草地、山坡
❋ **瑶药功能**	清热解毒，凉血止血
❀ **瑶药主治**	吐血，尿血，肾炎，咽喉炎，水肿，黄疸，小便涩痛
❋ **现代药理作用**[1]	利尿，降血压，抗炎，止血，抗菌，抗癌，保肝，免疫调节
✚ **用法用量**	常用10～30克，水煎服，外用时鲜品适量捣烂敷在患处

参考文献

[1]徐亦良，李文婧，赵兵，等. 茅根药学研究概况［J］. 辽宁中医药大学学报，2012，14（9）：85－87.

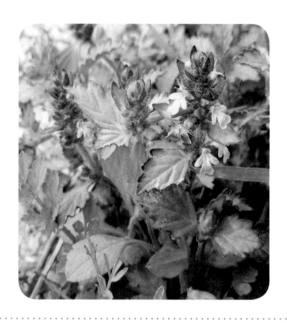

 瑶药名称

夏枯草

药用部分 全株

采摘时间 每年5—6月采收

炮制方法 晒干即可

分布环境 分布于南岗、寨岗、三江、三排，生于田边、路旁、草地、荒坡及溪边

瑶药功能 清热解毒，清泄肝火，散结消肿，祛痰止咳，凉血止血

瑶药主治 淋巴结核，甲状腺肿，乳痈，头目眩晕，口眼歪斜，筋骨疼痛，肺结核，血崩，带下，急性传染性黄疸型肝炎及细菌性痢疾等

现代药理作用[1] 抗病毒，抗炎，抗肿瘤，护肝，调节血压，调节代谢

用法用量 常用10～30克，水煎服，外用时鲜品适量捣烂敷在患处

参考文献

［1］王艳杰，郝嘉平，代巧妹，等. 中药夏枯草药理作用及其分子机制研究进展［J］. 中医药导报，2022，28（2）：118-122.

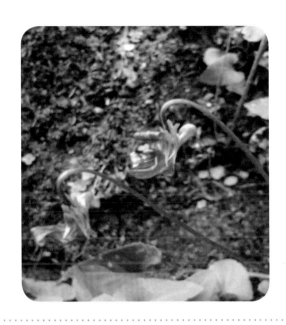

紫花地丁

药用部分	全株
采摘时间	每年3—9月采摘，以3—4月最佳
炮制方法	洗净晒干即可，无特殊炮制
分布环境	分布于涡水、大坪、南岗、寨南，生于丘陵地带或山坡草地
瑶药功能	清热解毒，凉血消肿
瑶药主治	肺热咽喉疼痛，毒蛇咬伤，黄疸，肝炎，胸痛，无名肿毒，湿疹，丹毒
现代药理作用[1]	抗炎，抑菌，抗病毒，抗氧化，抗肿瘤，免疫调节，抗凝血等
用法用量	常用15～30克，水煎服，外用时鲜品适量捣烂敷在患处

参考文献

[1]严晓芦. 光强对紫花地丁生长、生理、化学成分及药理活性的影响 [D]. 南京：南京农业大学，2019；程丽丽，孙志蓉，朱南南，等. 紫花地丁药理作用的研究现状 [C]// 中国商品学会第十六届学术论坛论文集，2015：66-71.

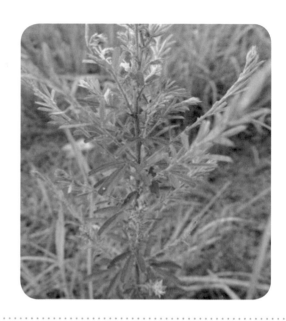

瑶药名称

泥鳅串

🧴 **药用部分**　全株

🗓 **采摘时间**　每年4—5月采收

⚜ **炮制方法**　晒干即可

🌿 **分布环境**　分布于金坑、寨南、南岗、寨岗，生长在林缘、草丛、溪岸、路旁

✳ **瑶药功能**　败毒抗癌，清热利湿，消肿止痛

❁ **瑶药主治**　急性咽炎，扁桃体炎，流行性腮腺炎，传染性肝炎，胃、十二指肠溃疡，小儿疳积，肠炎，痢疾，湿热黄疸，水肿，小便不利，脘腹胀满，肝癌，胰腺癌

❊ **现代药理作用**[1]　抗菌，抗炎镇痛，抗肿瘤，抗氧化，促凝血，降血脂及抗病毒

✚ **用法用量**　常用10～20克，水煎服，外用时鲜品适量捣烂敷在患处

参考文献

　　［1］黄兴龙，刘珏，熊峰，等. 菊科植物马兰草化学成分及药理作用研究进展［J］. 中国药物化学杂志，2022，32（6）：477-493.

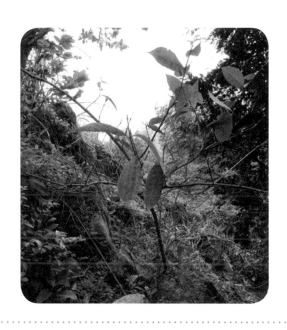

瑶药名称

狐狸烧

🏺 **药用部分** 　茎叶

▨ **采摘时间** 　夏秋季节采收

⚜ **炮制方法** 　晒干切段

🌿 **分布环境** 　分布于南岗、金坑、寨岗、涡水，生于山坡、林下

✳ **瑶药功能** 　清热解毒

❁ **瑶药主治** 　各种无名肿毒

✴ **现代药理作用** 　（暂时未见狐狸烧药理作用文献）

✛ **用法用量** 　常用15～30克，水煎服，外用时鲜品适量捣烂敷在患处

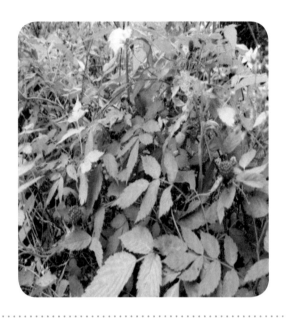

瑶药名称

蛇莓

	药用部分	全株
	采摘时间	每年6—11月采收
	炮制方法	晒干即可
	分布环境	分布于全县各镇（区），生于山坡、草地上、路旁、沟边或田埂杂草中
	瑶药功能	清热解毒，凉血消肿
	瑶药主治	热病，吐血，咽喉肿痛，腹泻，痈肿，疔疮，蛇虫咬伤，烫伤
	现代药理作用[1]	抑菌，抗炎，抗病毒，抗肿瘤
	用法用量	常用10～20克，水煎服，外用时鲜品适量捣烂敷在患处

参考文献

[1] 乔芊芊，张景艳，张凯，等. 蛇莓的化学成分、药理作用和应用 [J]. 中兽医医药杂志，2021，40（1）：39-42.

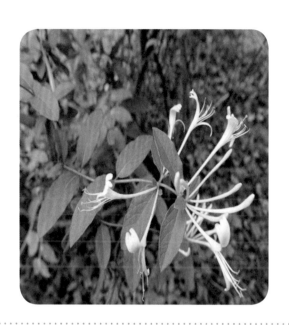

金银花

- **药用部分**　花

- **采摘时间**　每年5—6月采收，当花蕾上部膨大但未开放，呈青白色时，在清晨和上午采摘最好

- **炮制方法**　晒干即可

- **分布环境**　分布于全县各镇（区），生于山坡、路旁和灌丛

- **瑶药功能**　清热解毒，抗肿瘤

- **瑶药主治**　淋巴结炎，肿瘤淋巴结转移，肺癌，痈肿疔疮，喉痹，咽喉炎，无名肿毒，蛇虫咬伤

- **现代药理作用**[1]　抗病毒，抗氧化，抗炎，降血脂，降血糖，抗肿瘤

- **用法用量**　常用10～30克，水煎服，外用时鲜品适量捣烂敷在患处

参考文献

[1] 张仁群，李仪晴，刘子怡，等. 金银花多糖的提取、分离纯化、结构特征和生物活性研究进展 [J]. 中华中医药学刊，2023，41（5）：155-159.

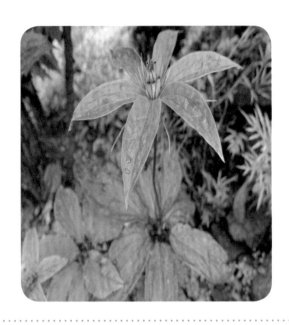

七叶一枝花

- **药用部分**　块根
- **采摘时间**　夏秋季节采收
- **炮制方法**　洗净晒干切片即可
- **分布环境**　分布于盘石、金坑、寨南、南岗，生于山坡地、山谷、疏林下灌丛中
- **瑶药功能**　败毒抗癌，消肿止痛，清热定惊，镇咳平喘
- **瑶约主治**　扁桃体炎，腮腺炎，乳腺炎，疮疡肿毒，胃痛，跌打损伤，蛇虫咬伤，肺癌，肝癌，胰腺癌
- **现代药理作用**[1]　抗肿瘤，抑菌，消炎，镇痛，止血，保护心血管
- **用法用量**　常用5～20克，水煎服，外用时鲜品适量捣烂敷在患处

参考文献

[1]刘平安，张国民. 七叶一枝花药理机制研究进展[J]. 湖南中医杂志，2022，38（6）：202-206.

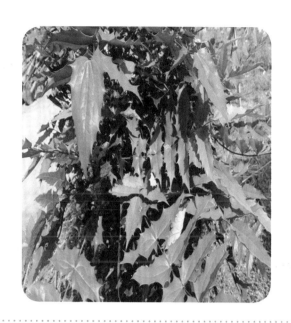

十大功劳

药用部分 全株

采摘时间 夏秋季节采收

炮制方法 晒干即可

分布环境 分布于南岗、盘石、大坪，生于山地灌丛中

瑶药功能 清热解毒，止咳化痰，消肿止痛

瑶药主治 胃肠炎，传染性肝炎，咽喉肿痛

现代药理作用[1] 抗炎，镇痛，止泻，保肝利胆

用法用量 常用15～30克，水煎服，外用时鲜品适量捣烂敷在患处

参考文献

[1]邱宏聪，刘布鸣，何开家. 长柱十大功劳的研究进展[J]. 中医药导报，2014，20(11)：38-40.

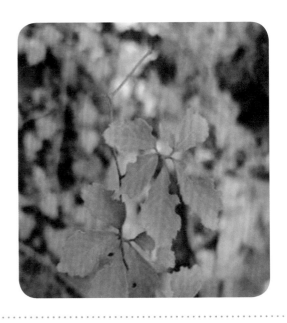

 瑶药名称

绞股蓝

- 🔹 **药用部分** 全株

- 🔹 **采摘时间** 4—9月采收

- 🔹 **炮制方法** 晒干即可

- 🔹 **分布环境** 分布于全县各镇（区），生于山坡疏林、灌丛或路旁草丛中

- 🔹 **瑶药功能** 清热解毒，止咳祛痰，养心安神

- 🔹 **瑶药主治** 咽喉炎，气管炎，胃肠炎，降血脂，降血压，安神助眠

- 🔹 **现代药理作用**[1] 抗肿瘤，抗炎，抗病毒，降低血脂和血糖，保护肝脏及心血管系统，抗衰老

- 🔹 **用法用量** 常用5～20克，水煎服

参考文献

[1] 沈子琳，王振波，侯会芳，等. 绞股蓝的化学成分和药理作用及应用研究新进展 [J]. 人参研究，2020，32（5）：59-64.

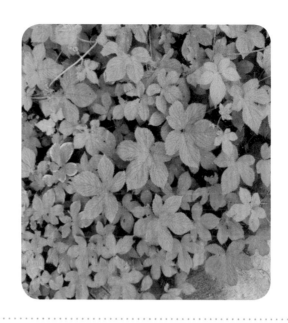

荸草

🏺 **药用部分**	全株
🗓 **采摘时间**	每年6—7月
✿ **炮制方法**	洗净晒干即可
🍃 **分布环境**	分布于全县各镇（区），生于沟边、荒地、林缘
✵ **瑶药功能**	清热解毒，利尿消肿
✿ **瑶药主治**	小便涩痛，疟疾，腹泻，肺结核，肺脓疡，肺炎，蛇虫咬伤，痔疮，痈毒
✵ **现代药理作用**[1]	抗菌，抗炎，抗结核，抗氧化，止泻，抗肿瘤，抗衰老，止痒
⊞ **用法用量**	常用15～30克，水煎服，外用时鲜品适量捣烂敷在患处

参考文献

［1］马奋刚，张永萍. 中药荸草药理作用与化学成分的研究进展［J］. 世界最新医学信息文摘，2017，17（14）：46-48，52.

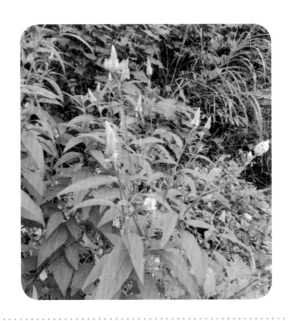

瑶药名称

青葙子

药用部分 全株

采摘时间 每年8—10月采收

炮制方法 晒干即可

分布环境 分布于全县各镇（区），生于平地或山坡地

瑶药功能 清热清肝，明目，退翳

瑶药主治 目赤肿痛，眼生翳膜，视物模糊，肝火眩晕

现代药理作用[1] 抗癌，抗炎，抗过敏，治疗白血病，抗病毒，降血糖，防治心脑血管疾病

用法用量 常用10～20克，水煎服，外用时鲜品适量捣烂敷在患处

参考文献

[1] 武清斌. 青葙子化学成分及生物活性研究 [D]. 上海：第二军医大学，2011.

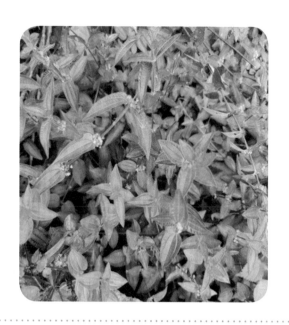

糯米团

药用部分	全株
采摘时间	全年可采收
炮制方法	洗净晒干即可
分布环境	分布于全县各镇（区），野生于溪边或林下草地
瑶药功能	清热解毒，健脾，止血
瑶药主治	咽喉炎，乳痈，无名肿毒，消化不良，食积腹痛，水肿，小便不利，痛经，跌打损伤，外伤出血
现代药理作用[1]	抗氧化，抗炎，镇痛，调节免疫，抗衰老，降血脂
用法用量	常用15～60克，水煎服，外用时鲜品适量捣烂敷在患处

参考文献

［1］王熙国，王虹之. 秦巴草药糯米团研究进展［J］. 中国中医药现代远程教育，2017，15（22）：147-148.

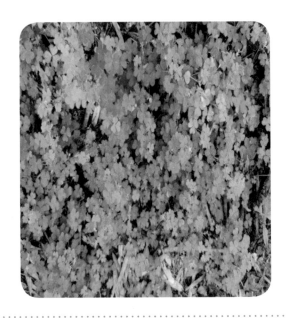

三叶酸

药用部分 全株

采摘时间 全年可采收

炮制方法 洗净晒干即可

分布环境 分布于全县各镇（区），生于路边、山边、河边等

瑶药功能 清热解毒，利湿消肿，凉血散瘀

瑶药主治 咽喉肿痛，痈肿疔疮，丹毒，湿疹，疥癣，痔疮，跌打损伤

现代药理作用[1] 抗菌抗炎

用法用量 常用10～30克，水煎服，外用时鲜品适量捣烂敷在患处

参考文献

[1] 罗书香. 三叶酸全株浸液的体外抗菌试验 [J]. 中国医院药学杂志, 2001 (3)：181.

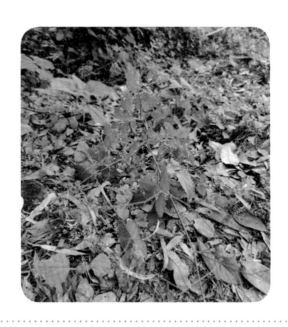

马鞭草

🪶 **药用部分**　全株

🗓 **采摘时间**　全年可采收，以夏季采收最佳

⚜ **炮制方法**　洗净晒干即可

🍁 **分布环境**　分布于全县各镇（区），生于山坡、路旁和村边

✳ **瑶药功能**　清热解毒，止痒，消胀

⚙ **瑶药主治**　咽喉红肿，脓肿，肺炎，乳痈，吐血，衄血，崩漏下血，经闭瘀阻，关节痹痛，跌扑肿痛，皮疹，湿疹，水肿

✳ **现代药理作用**[1]　抗肿瘤，抗炎镇痛，抗早孕，抗真菌，抗氧化

➕ **用法用量**　常用15～30克，水煎服，外用时鲜品适量捣烂敷在患处

参考文献

［1］刘雅琳，苗晋鑫，田硕，等. 马鞭草化学成分及药理作用研究进展［J］. 河南中医，2021，41（2）：294-299.

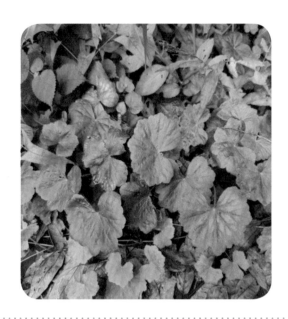

瑶药名称

铜钱草

 药用部分　全株

采摘时间　全年可采收

炮制方法　洗净晒干即可

分布环境　分布于全县各镇（区），生于山边、灌丛下

瑶药功能　清热祛湿，利尿通淋

瑶药主治　尿路感染，泌尿系结石，胆囊结石，肾炎，水肿，黄疸

现代药理作用　（暂时未见铜钱草药理作用文献）

用法用量　常用15～30克，水煎服，外用时鲜品适量捣烂敷在患处

瑶药名称

杠板归

药用部分	茎叶	

采摘时间　8月中旬至9月中旬采收最佳

炮制方法　晒干即可

分布环境　分布于全县各镇（区），生于山谷、灌丛或水沟旁

瑶药功能　清热解毒，利水消肿，止痒止咳

瑶药主治　咽喉肿痛，咳嗽，水肿，腹泻，湿疹，疖肿，蛇虫咬伤，无名肿毒

现代药理作用[1]　保护肝损伤，止咳，抗炎，抗氧化，抗肿瘤，抗菌

用法用量　常用15～30克，水煎服，外用时鲜品适量捣烂敷在患处

参考文献

［1］徐顶巧，黄露，陈艳琰，等. 杠板归的化学成分、药理作用及质量标准研究进展［J］. 中国野生植物资源，2021，40（12）：31-34.

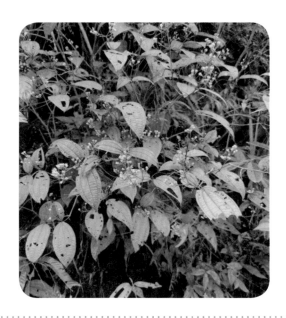

柏拉木

🌿	**药用部分**	全株
🗓	**采摘时间**	夏秋季节采收
⚜	**炮制方法**	洗净晒干即可
🍂	**分布环境**	分布于全县各镇（区），生于山谷、灌丛
✺	**瑶药功能**	清热解毒，生肌，杀虫
✿	**瑶药主治**	疮疖肿毒，疥疮，咽喉炎，皮疹
⬡	**现代药理作用**	（暂时未见柏拉木药理作用文献）
✚	**用法用量**	常用15～30克，水煎服，外用时鲜品适量捣烂敷在患处

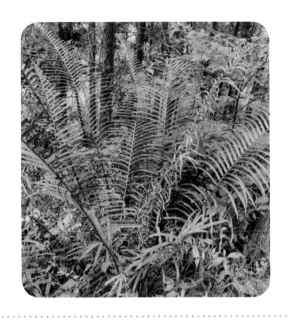

瑶药名称

贯众

🌰 **药用部分**	根部
🗓 **采摘时间**	每年5月采挖
⚜ **炮制方法**	洗净晒干切片
🍃 **分布环境**	分布于全县各镇（区），生于林下或溪边的酸性土地上
❋ **瑶药功能**	清热解毒，凉血止血，杀虫
⚙ **瑶药主治**	风热感冒，咽喉炎，皮疹，疔疮，月经过多，吐血，便血，寄生虫
⚛ **现代药理作用**[1]	抗菌，抗病毒，抗肿瘤，抗氧化，促凝血，驱虫
✛ **用法用量**	常用10～30克，水煎服，外用时鲜品适量捣烂敷在患处

参考文献

[1] 杨美兰，李静. 中药贯众的药理作用研究现状 [J]. 当代畜牧，2021(11)：53-56.

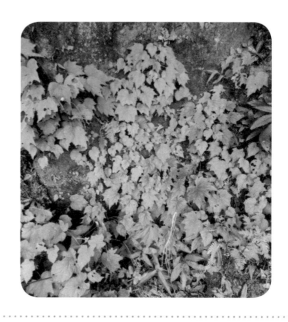

瑶药名称

水黄连

 药用部分   全株

采摘时间   春末夏初采收

炮制方法   洗净晒干即可

分布环境   分布于全县各镇（区），生于林下或山边

瑶药功能   清热解毒，利湿退黄

瑶药主治   黄疸，痢疾，肝炎，胆囊炎，目赤肿痛，小便涩痛

现代药理作用[1]   抗肿瘤，抗腹泻，抗氧化，降血脂和消炎

用法用量   常用10～60克，水煎服，外用时鲜品适量捣烂敷在患处

参考文献

[1] 陈楚英，万春鹏，付永琦，等. 水黄连抑菌物质提取工艺及其抑菌效果的研究 [J]. 热带作物学报，2017，38（10）：1932-1939.

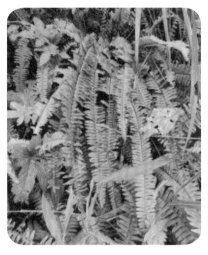

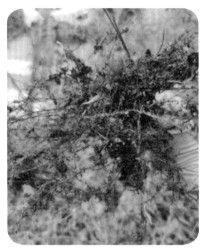

凤凰蛋

药用部分　　　根

采摘时间　　　每年3月

炮制方法　　　新鲜食用，或者煮熟食用

分布环境　　　分布于全县各镇（区），生于林下或山边

瑶药功能　　　清热解毒，生津

瑶药主治　　　黄疸，痢疾，肝炎，胆囊炎，干燥症

现代药理作用　　（暂时未见凤凰蛋药理作用文献）

用法用量　　　常用15～90克，新鲜食用

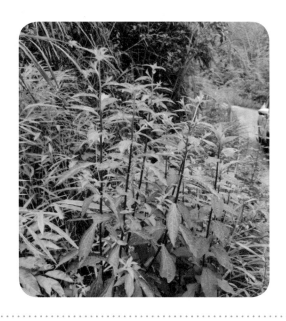

一枝黄花

药用部分	全株
采摘时间	每年9—10月采收
炮制方法	洗净晒干即可
分布环境	分布于三排、南岗、大坪、寨南，生于林下、灌丛、草甸或林中空地
瑶药功能	清热解毒，消肿
瑶药主治	头痛，咽喉肿痛，黄疸，肝炎，胆囊炎，肾炎，痈肿疮疖，毒蛇咬伤
现代药理作用[1]	抗菌，抗炎，镇痛，抗氧化，抗肿瘤，抗抑郁和降血糖血脂
用法用量	常用10～30克，水煎服，外用时鲜品适量捣烂敷在患处

参考文献

[1]肖薇依，刘美红，刘再枝，等. 一枝黄花属植物化学成分和药理活性研究进展[J]. 天然产物研究与开发，2022，34（9）：1607-1617.

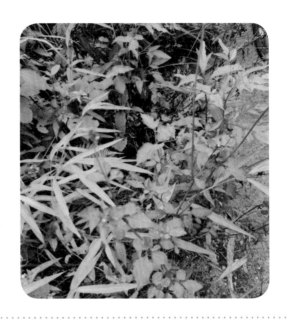

鬼针草

药用部分 全株

采摘时间 夏秋季节采收

炮制方法 洗净晒干即可

分布环境 分布于三排、南岗、大坪，生于荒地、灌丛及路旁

瑶药功能 清热解毒，祛风除湿，活血消肿

瑶药主治 咽喉肿痛，泄泻，痢疾，黄疸，肠痈，疔疮肿毒，蛇虫咬伤，风湿痹痛，关节炎，跌打损伤

现代药理作用[1] 抑瘤，抑菌和抗病毒，降血压，抗炎镇痛，拟胆碱，抗氧化，降脂，保肝，修复脑损伤及心肌缺血，降糖

用法用量 常用15～30克，水煎服，外用时鲜品适量捣烂敷在患处

参考文献

[1] 刘娜. 鬼针草药理作用研究进展 [J]. 海峡药学，2019，31（12）：64-67.

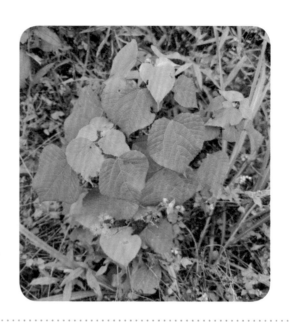

瑶药名称

红背叶

药用部分 根和叶

采摘时间 根部全年可采挖，叶在夏秋采收

炮制方法 洗净晒干即可

分布环境 分布于全县各镇（区），生于山坡地、林缘和灌丛中

瑶药功能 清热解毒，燥湿止痒，凉血止血

瑶药主治 褥疮，下肢溃疡，湿疹，背癣，神经性皮炎，外伤出血

现代药理作用[1] 抗菌，抗炎，抗肝损伤，抗艾滋病病毒及抗肿瘤

用法用量 常用15～60克，水煎服，外用时鲜品适量捣烂敷在患处

参考文献

［1］蒋国振. 红背叶化学成分及药理活性研究进展［J］. 广州化工，2016，44（17）：26-27，80.

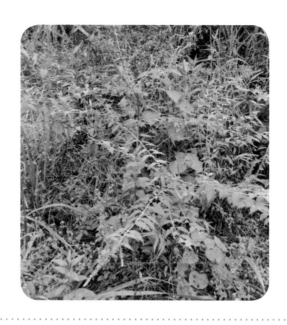

瑶药名称

醉鱼草

药用部分   全株（有小毒）

采摘时间   夏秋采收，以8月下旬采收最佳

炮制方法   洗净晒干即可

分布环境   分布于全县各镇（区），生于山坡地、林缘和灌丛中

瑶药功能   清热解毒，驱虫，化骨鲠

瑶药主治   咽喉红肿，疰腮，痈肿瘰疬，蛔虫病，钩虫病，诸鱼骨鲠

现代药理作用[1]   抗菌消炎，镇静止痛，保肝，神经保护

用法用量   常用15～50克，水煎服，外用时鲜品适量捣烂敷在患处

参考文献

[1]杨犇，陶靓，李冲. 醉鱼草属植物化学成分及药理作用研究新进展［J］. 中国中医药现代远程教育，2009，7（10）：144-145.

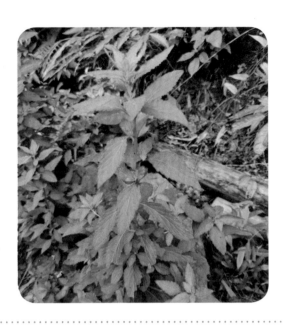

瑶药名称

荔枝草

药用部分　全株

采摘时间　夏季采收

炮制方法　洗净晒干即可

分布环境　分布于全县各镇（区），生于山坡地、林缘和灌丛中

瑶药功能　清热解毒，利尿消肿，凉血止血

瑶药主治　扁桃体炎，支气管炎，腹水肿胀，肾炎水肿，便血，血小板减少性紫癜，外用治痈肿，痔疮肿痛，乳腺炎，阴道炎

现代药理作用[1]　抗炎，抗氧化，抗菌和抗病毒

用法用量　常用25～50克，水煎服，外用时鲜品适量捣烂敷在患处

参考文献

[1] 王继锋，颜娓娓，徐佳馨，等. 荔枝草的化学成分及药理作用研究新进展 [J]. 湖南中医药大学学报，2018，38（4）：482-485.

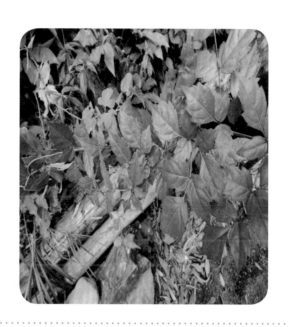

瑶药名称

神仙草

🐚 **药用部分**　全株

🗓 **采摘时间**　夏秋季节采收

⚜ **炮制方法**　洗净晒干即可

🍁 **分布环境**　分布于全县各镇（区），生于山坡地、林缘和灌丛中

❋ **瑶药功能**　活血凉血，清热解毒

❀ **瑶药主治**　咽喉痛，跌打损伤，便血，尿血

⚛ **现代药理作用**[1]　抗氧化，降血脂，降血糖，降血压，抗菌，抗炎，抗病毒，抗缺氧

✚ **用法用量**　常用15～30克，水煎服，外用时鲜品适量捣烂敷在患处

参考文献

[1] 牛睿，韩宁娟，方欢乐. 神仙草活性成分及其功效的研究进展 [J]. 现代交际，2018(13)：254−255.

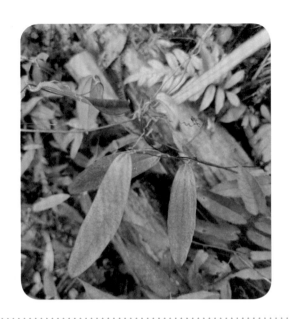

瑶药名称

土茯苓

药用部分 块状根茎

采摘时间 夏秋季节采挖

炮制方法 洗净切片晒干

分布环境 分布于大坪、南岗、九寨，生于山坡地、山谷、疏林下或灌丛中

瑶药功能 解毒，除湿，通利关节

瑶药主治 咽喉炎，关节炎，筋骨疼痛，痈肿，瘰疬，疥癣，湿疹，腹胀，梅毒

现代药理作用[1] 抗炎，镇痛，保护心血管及免疫系统，抗肿瘤

用法用量 常用15～90克，水煎服，外用时鲜品适量捣烂敷在患处

参考文献

[1] 沙飞，禹志领，王一涛. 土茯苓品质与药理研究进展 [J]. 中药材，2006，29(5)：516-519.

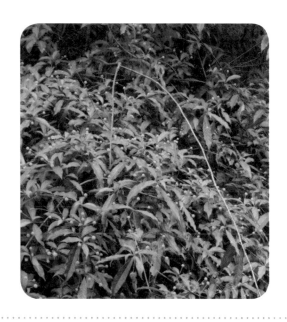

水杨梅

药用部分　全株

采摘时间　全年可采收

炮制方法　晒干即可

分布环境　分布于金坑，生于山谷疏林下或旷野路旁、溪边、河边

瑶药功能　清热解毒，利湿消肿

瑶药主治　湿热泄泻，湿疹，疮疖肿毒，风火牙痛，跌打损伤，外伤出血

现代药理作用[1]　抑菌，抗癌，抗病毒

用法用量　常用15～30克，水煎服，外用时鲜品适量捣烂敷在患处

参考文献

　　[1]杨丽莹，蔡宇忆，叶永浩，等. 水杨梅的研究进展［J］. 中国现代中药，2015，17（5）：517-520.

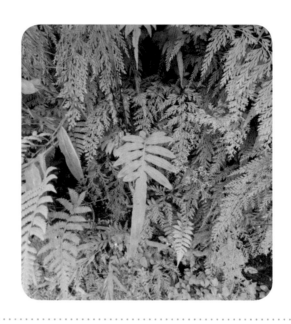

凤凰尾

- **药用部分**　全株
- **采摘时间**　全年可采收
- **炮制方法**　洗净晒干即可
- **分布环境**　分布于寨南、南岗、大麦山的石灰岩或井边
- **瑶药功能**　清热解毒，祛湿消肿
- **瑶药主治**　咽喉炎，水肿，肾炎，肿瘤
- **现代药理作用**　（暂时未见凤凰尾药理作用文献）
- **用法用量**　常用15～60克，水煎服，外用时鲜品适量捣烂敷在患处

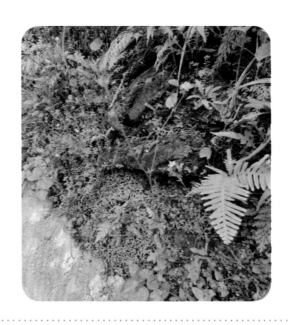

田基黄

🏺 **药用部分**	全株
🗓 **采摘时间**	春夏采收
⚜ **炮制方法**	洗净晒干即可
🍃 **分布环境**	分布于金坑、三江、寨南，生于田野较潮湿处
✳ **瑶药功能**	清热解毒，散瘀消肿利湿
⚙ **瑶药主治**	湿热黄疸，泄泻，痢疾，肠痈，痈疖肿毒，乳蛾，口疮，目赤肿痛，毒蛇咬伤，跌打损伤
✾ **现代药理作用**[1]	保肝，免疫调节，抗肿瘤，抗氧化，抑菌，抗病毒，抗痛风，保护心血管，止血，保肾
✚ **用法用量**	常用15～60克，水煎服，外用时鲜品适量捣烂敷在患处

参考文献

　　[1]林华锋，王海贞，常彦磊，等. 田基黄化学成分及其药理作用的研究进展 [C] // 首届松山湖"食品与生命健康"高峰论坛暨2021年广东省食品学会年会论文集，2021：21-26.

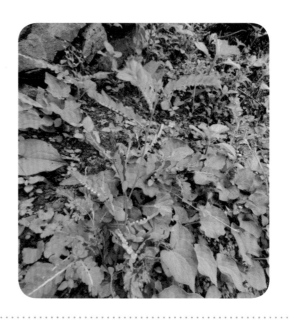

叶下珠

💊 **药用部分**	全株
🗓 **采摘时间**	每年9月下旬至10月上旬采收
⚜ **炮制方法**	洗净晒干即可
🌿 **分布环境**	分布于全县各镇（区），生于山坡或路旁
✳ **瑶药功能**	清热解毒，利水消肿，明目，消积
⚙ **瑶药主治**	咽喉炎，肺炎，泄泻，黄疸，水肿，小便涩痛，目赤，夜盲，疳积，痈肿，毒蛇咬伤
❋ **现代药理作用**[1]	抗乙肝病毒，保肝护肝，抗肿瘤，抗病原微生物，抗氧化，抗血栓
✚ **用法用量**	常用15～30克，水煎服，外用时鲜品适量捣烂敷在患处

参考文献

[1] 戴卫波，肖文娟. 叶下珠药理作用研究进展[J]. 药物评价研究，2016，39（3）：498-500.

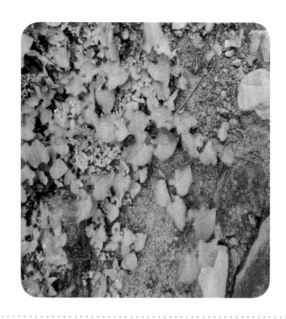

鱼腥草

药用部分 全株

采摘时间 每年7—9月采收为佳

炮制方法 洗净晒干即可

分布环境 分布于全县各镇（区），生于湿地或水旁

瑶药功能 清热解毒，消痈排脓，利尿通淋

瑶药主治 咽喉炎，肺痈吐脓，痰热喘咳，热痢，热淋，痈肿疮毒

现代药理作用[1] 抗炎，抗菌，抗病毒，抗肿瘤，增强免疫，抗氧化，清除氧自由基，抗血小板聚集，降糖，抗放射，抗过敏，止咳，利尿，抗抑郁，镇静抗惊

用法用量 常用10～40克，水煎服，外用时鲜品适量捣烂敷在患处

参考文献

[1] 肖娟，向安萍，张年凤. 鱼腥草的化学成分及药理作用研究进展 [J]. 现代中西医结合杂志，2022，31（11）：1563-1567.

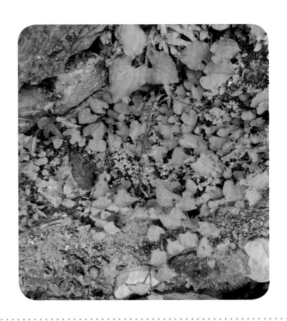

瑶药名称

半枝莲

🧍	**药用部分**	全株
🗓	**采摘时间**	每年5—9月采收
⚜	**炮制方法**	洗净晒干即可
✳	**分布环境**	分布于南岗、三排的阴湿石上
❋	**瑶药功能**	清热解毒，活血化瘀，消肿止痛，抗癌
❈	**瑶药主治**	阑尾炎，肝炎，胃痛，早期肝癌，肺癌，子宫颈癌，乳腺炎等；外用治疗疖肿，跌打肿痛
❋	**现代药理作用**[1]	抗肿瘤，抗病毒，抑菌，抗氧化，免疫调节
✚	**用法用量**	常用15～30克，水煎服，外用时鲜品适量捣烂敷在患处

参考文献

[1] 刘新杨，商亚珍. 半枝莲提取黄酮类化合物药理学研究进展 [J]. 承德医学院学报，2021，38（5）：421−426.

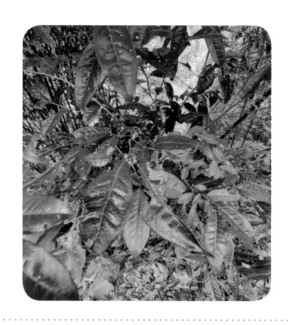

野茶

🐾 **药用部分**　　全株

🗓 **采摘时间**　　全年可采收

⚜ **炮制方法**　　洗净晒干即可

🌿 **分布环境**　　分布于全县各镇（区），生于山坡或路旁

✳ **瑶药功能**　　清热利湿，收敛止血

⚙ **瑶药主治**　　腹泻，牙痛，泄泻，痢疾，便血，叶外用于烧烫伤

⚛ **现代药理作用**　　（暂时未见野茶药理作用文献）

🧩 **用法用量**　　常用15～30克，水煎服或泡茶喝，外用时鲜品适量捣烂敷在患处

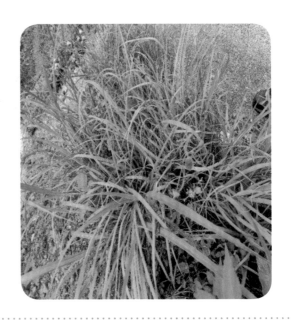

瑶药名称

一点红

🜬 **药用部分**　全株

🜨 **采摘时间**　夏秋采收

⚜ **炮制方法**　洗净晒干即可

🍂 **分布环境**　分布于三江、三排、大坪，生于山坡草地和荒地

✺ **瑶药功能**　清热解毒，散瘀消肿

⚙ **瑶药主治**　咽喉炎，肺炎，乳腺炎，尿路感染，疮疖痈肿，湿疹，蛇虫咬伤，跌打
损伤

✺ **现代药理作用**[1]　　抗炎，镇痛，保肝，抗菌，降血糖，抗肿瘤，增强免疫

✚ **用法用量**　常用15～50克，水煎服，外用时鲜品适量捣烂敷在患处

参考文献

[1]梁丽清，陈少锋，卢苇，等. 壮药一点红的化学成分、药理作用及临床应用研究进展［J］.
中国民族医药杂志，2021，27（6）：75-78.

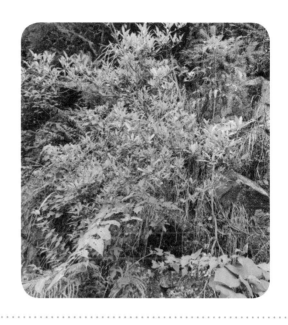

瑶药名称

辣椒树

🌰 **药用部分**　根茎

⧖ **采摘时间**　全年可采收

✠ **炮制方法**　洗净晒干切片

🍃 **分布环境**　分布于全县大部分地区，生于山坡阳光充足处

✳ **瑶药功能**　清热解毒，消肿止痛

❀ **瑶药主治**　无名肿毒，肿瘤，肝癌，肺癌

✲ **现代药理作用**　（暂时未见辣椒树药理作用文献）

✛ **用法用量**　常用15～60克，水煎服，外用时鲜品适量捣烂敷在患处

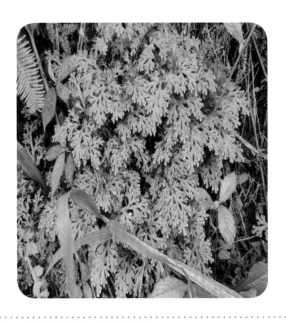

石上柏

药用部分　全株

采摘时间　全年可采收

炮制方法　洗净晒干即可

分布环境　分布于金坑、盘石、寨南、涡水的林下湿地或溪边

瑶药功能　清热解毒，抗癌

瑶药主治　咽喉肿痛，目赤肿痛，肺热咳嗽，乳腺炎，湿热黄疸，风湿痹痛，外伤出血，肝癌，肺癌，胰腺癌

现代药理作用[1]　抗肿瘤，抗诱变，抗炎，抗病毒，镇咳，提高免疫力，降压，祛风湿，细胞毒素作用，抗氧化

用法用量　常用15～30克，水煎服，外用时鲜品适量捣烂敷在患处

参考文献

[1] 刘宗昆，张怀楠，张争强，等. 石上柏的化学成分及药理作用的研究进展 [J]. 影像研究与医学应用，2017，1（8）：241-243.

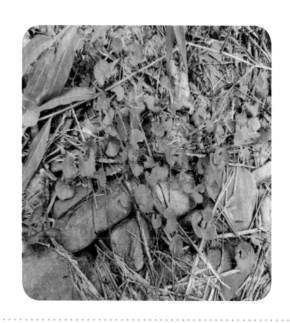

积雪草

药用部分	全株
采摘时间	夏秋季节采收
炮制方法	洗净晒干即可
分布环境	分布于金坑、盘石、寨南、涡水的林下湿地或溪边
瑶药功能	清热利湿，解毒消肿
瑶药主治	湿热黄疸，中暑腹泻，肾结石，血尿，痈肿疮毒，跌扑损伤
现代药理作用[1]	抗肿瘤，抗纤维化，抗炎，抗阿尔茨海默病，改善学习记忆能力，抗抑郁，抑制瘢痕增生和修复皮肤损伤
用法用量	常用10～30克，水煎服，外用时鲜品适量捣烂敷在患处

参考文献

［1］秦慧真，林思，邓玲玉，等. 积雪草苷的药理作用及机制研究进展［J］. 中国药房，2021，32（21）：2683-2688.

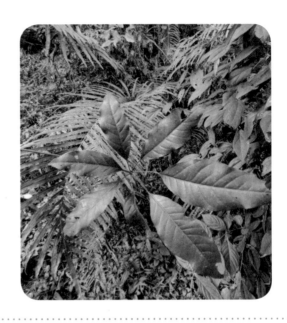

鸭脚树

🐾 **药用部分**　根皮、茎皮及树叶

📅 **采摘时间**　全年可采收

✳️ **炮制方法**　洗净晒干即可

🍁 **分布环境**　分布于盘石、南岗、寨南及金坑，生于常绿阔叶林中或向阳山坡

✴️ **瑶药功能**　清热解毒，止痒，消肿散瘀

⚙️ **瑶药主治**　咽喉肿痛，风湿骨痛，跌打损伤，叶外用治过敏性皮炎、湿疹

⚛️ **现代药理作用**　（暂时未见鸭脚树药理作用文献）

➕ **用法用量**　常用15～30克，水煎服，外用时鲜品适量捣烂敷在患处

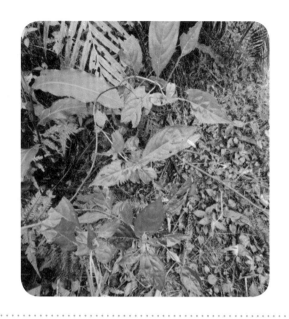

瑶药名称

土甘草

🐾 **药用部分**　全株

🗓 **采摘时间**　春秋采收

⚜ **炮制方法**　洗净晒干即可

🍁 **分布环境**　分布于全县各镇（区），生于路旁、灌木下

❀ **瑶药功能**　清热解毒，生津，活血

✿ **瑶药主治**　扁桃体炎，咽喉炎，气管炎，百日咳，肺痈，咳血，痔血，跌打损伤

⚛ **现代药理作用**[1]　　抗炎镇痛，止咳祛痰，抗肿瘤，保护骨骼，降糖

➕ **用法用量**　常用15～30克，水煎服，外用时鲜品适量捣烂敷在患处

参考文献

[1]陈路，蒙桂宾，欧敏，等. 壮药土甘草化学成分及药理活性研究概况[J]. 吉林中医药，2022，42（3）：338−342.

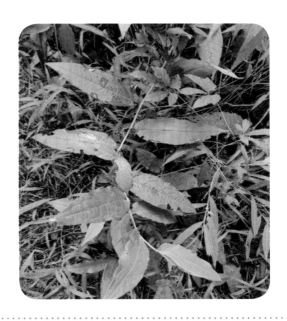

 瑶药名称

火炭母

药用部分 全株

采摘时间 夏秋采收

炮制方法 洗净晒干即可

分布环境 分布于全县各镇（区），生于山谷灌丛中和水沟旁

瑶药功能 清热解毒，利湿消滞，凉血止痒，明目退翳

瑶药主治 扁桃体炎，咽喉炎，白喉，角膜云翳，乳腺炎，霉菌性阴道炎，白带，疖肿，小儿脓疱，湿疹，毒蛇咬伤

现代药理作用[1] 抗炎止痛，抗氧化，抗乙肝病毒，抗菌，保肝，保肾，降压，抗疟疾，保护心血管

用法用量 常用15～30克，水煎服，外用时鲜品适量捣烂敷在患处

参考文献

[1]韦安达，朱华，谢凤凤，等. 民族药材火炭母的研究进展[J]. 中国现代中药，2020，22（9）：1580-1586.

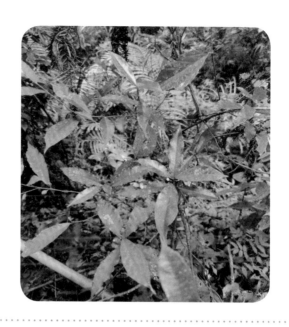

牛奶根

🔹 **药用部分**　　根

📷 **采摘时间**　　全年可采挖

🔸 **炮制方法**　　洗净晒干切片

🍃 **分布环境**　　分布于全县各镇（区），生于山谷、溪边和路旁

✳️ **瑶药功能**　　清热解毒，敛疮

⚙️ **瑶药主治**　　淋症，瘰疬，痔疮，痤疮

⚛️ **现代药理作用**　　（暂时未见牛奶根药理作用文献）

🔹 **用法用量**　　常用15～60克，水煎服，外用时鲜品适量捣烂敷在患处

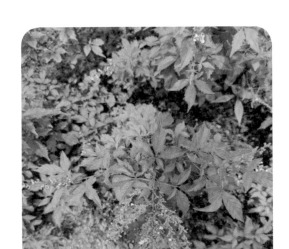

黄荆

🍶 **药用部分**　茎叶

▦ **采摘时间**　全年可采收

⚜ **炮制方法**　洗净晒干即可

❀ **分布环境**　分布于全县各镇（区），生于山谷、灌丛或水沟旁

❋ **瑶药功能**　清热止咳，化痰截疟，止血

✿ **瑶药主治**　支气管炎，疟疾，肝炎，跌打损伤，外伤出血；外用治湿疹，皮炎，脚
癣，煎汤外洗；茎叶捣烂敷在患处，治蛇虫咬伤，止血

⚛ **现代药理作用**[1]　抗肿瘤，抗炎镇痛，抑菌，杀虫，抗氧化

✚ **用法用量**　常用10～30克，水煎服，外用时鲜品适量捣烂敷在患处

参考文献

[1] 王军华，胡苹. 黄荆的药理作用 [J]. 沈阳医学院学报，2021，23（6）：622-624.

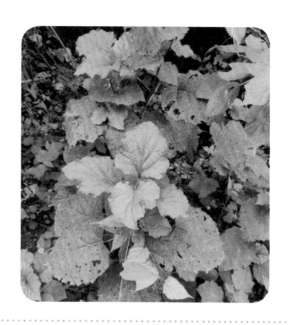

臭牡丹

药用部分 全株

采摘时间 夏季采收

炮制方法 洗净晒干切段

分布环境 分布于全县各镇（区），生于山谷、灌丛或水沟旁

瑶药功能 活血散瘀，消肿解毒

瑶药主治 痈疽，疔疮，乳腺炎，关节炎，湿疹，牙痛，痔疮，脱肛

现代药理作用[1] 抗肿瘤，抗炎，镇痛，抑菌，增强免疫，镇静催眠

用法用量 常用15～30克，水煎服，外用时鲜品适量捣烂敷在患处

参考文献

[1]赵河，成飞，秦优，等. 臭牡丹化学成分及药理作用的研究进展[J]. 南京中医药大学学报，2022，38（4）：361-374.

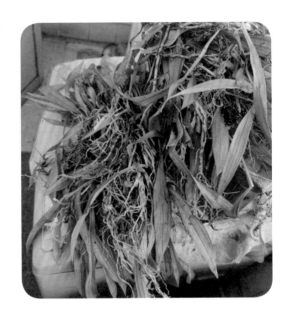

吉祥草

- **药用部分** 全株

- **采摘时间** 全年可采收

- **炮制方法** 洗净晒干即可

- **分布环境** 分布于全县各镇（区），生于山谷、灌丛或水沟旁

- **瑶药功能** 清热解毒，润肺止咳，祛风

- **瑶药主治** 哮喘，急惊风，遗精，吐血，咯血，跌打损伤

- **现代药理作用**[1] 抗炎，止咳，化痰，平喘，抗癌，抗氧化

- **用法用量** 常用10～30克，水煎服，外用时鲜品适量捣烂敷在患处

参考文献

[1] 张琼，刘炜. 苗药吉祥草药理作用及其作用机制研究 [J]. 中国民族医药杂志，2021，27（7）：51-54.

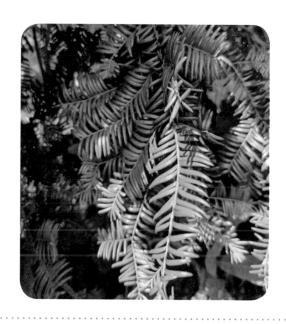

瑶药名称

红豆杉

🦴 **药用部分**　　枝叶

🗓 **采摘时间**　　全年可采收

⚜ **炮制方法**　　洗净晒干即可

🍁 **分布环境**　　分布于盘石、南岗

✳ **瑶药功能**　　利尿消肿，消食驱虫，清热解毒，抗癌

❂ **瑶药主治**　　肾炎浮肿，小便不利，糖尿病，乳腺癌，卵巢癌

❀ **现代药理作用**[1]　　抗肿瘤，解热镇痛，免疫调节，抗炎，降血糖，抗氧化，抗自
由基，抗焦虑，抗抑郁，抗痉挛

➕ **用法用量**　　常用5～15克，水煎服，外用时鲜品适量捣烂敷在患处

参考文献

［1］王楠楠，黄飞华. 红豆杉有效成分及其药理作用研究进展［J］. 浙江中医杂志，2018，53
（8）：621-623.

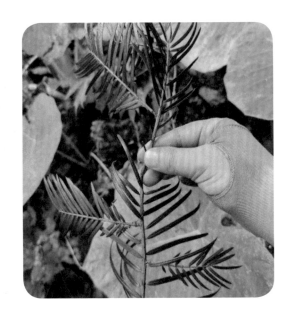

三尖杉

药用部分	枝叶
采摘时间	全年可采收
炮制方法	洗净晒干即可
分布环境	分布于盘石、南岗
瑶药功能	消积驱虫，润肺止咳，抗癌
瑶药主治	食积腹胀，小儿疳积，虫积，肺燥咳嗽，跌打损伤，恶性淋巴瘤，白血病，肺癌，胃癌，食管癌，直肠癌
现代药理作用[1]	抗肿瘤，抗关节炎
用法用量	常用5～15克，水煎服，外用时鲜品适量捣烂敷在患处

参考文献

[1] 张艳艳，韩婷，吴令上，等. 三尖杉碱类化合物的来源、药理作用及临床应用研究进展 [J]. 现代药物与临床，2011，26（5）：370-374.

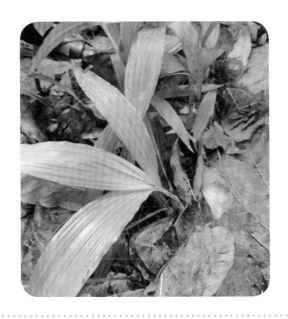

瑶药名称

黄花鹤顶兰

🧑 **药用部分**　　全株

🗓 **采摘时间**　　全年可采收

⚜ **炮制方法**　　洗净晒干即可

✳ **分布环境**　　分布于寨南、大坪、南岗，生于山溪边或林缘、荒地，喜湿润沃土

✳ **瑶药功能**　　清热止咳，活血止血

✳ **瑶药主治**　　咳嗽，多痰咯血，外伤出血，痈疮溃烂，瘰疬

✳ **现代药理作用**　　（暂时未见黄花鹤顶兰药理作用文献）

✳ **用法用量**　　常用15～30克，水煎服，外用时鲜品适量捣烂敷在患处

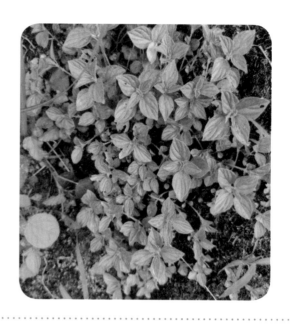

雾水葛

 药用部分　全株

采摘时间　全年可采收

炮制方法　洗净晒干即可

分布环境　分布于全县各镇（区），生于田边、路旁及河岸

瑶药功能　清热解毒，消肿排脓，利水通淋

瑶药主治　疮疡痈疽，乳痈，风火牙痛，痢疾，腹泻，小便淋痛，白浊，肾结石，胆囊炎

现代药理作用[1]　抗炎，抑菌，镇痛，抗病毒

用法用量　常用15～30克，水煎服，外用时鲜品适量捣烂敷在患处

参考文献

　　[1]李培源，卢汝梅，霍丽妮，等. 雾水葛挥发性成分研究［J］. 时珍国医国药，2011，22（8）：1928-1929.

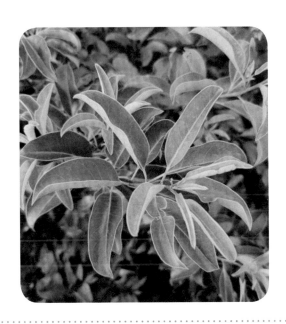

救必应

<table>
<tr><td>🏵 药用部分</td><td>根和皮</td></tr>
<tr><td>🗓 采摘时间</td><td>全年可采收</td></tr>
<tr><td>⚜ 炮制方法</td><td>洗净晒干即可</td></tr>
<tr><td>🍃 分布环境</td><td>分布于全县大部分地区，生于山野间</td></tr>
<tr><td>❋ 瑶药功能</td><td>清热解毒，利湿，止痛</td></tr>
<tr><td>✾ 瑶药主治</td><td>扁桃体炎，咽喉肿痛，急慢性肝炎，急性肠胃炎，胃、十二指肠溃疡，风湿关节痛，跌打损伤，烫伤</td></tr>
<tr><td>⚛ 现代药理作用[1]</td><td>抗炎，降血脂，降血糖</td></tr>
<tr><td>✚ 用法用量</td><td>常用10～30克，水煎服，外用时鲜品适量捣烂敷在患处</td></tr>
</table>

参考文献

[1] 彭收. 救必应和山乌桕的化学成分和药理活性研究 [D]. 北京：中国科学院大学（中国科学院上海药物研究所），2022.

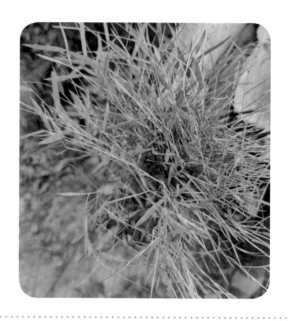

 瑶药名称

金丝草

药用部分 全株

采摘时间 全年可采收

炮制方法 洗净晒干即可

分布环境 分布于全县各镇（区），生于山坡或路旁

瑶药功能 清凉散热，解毒，利尿通淋

瑶药主治 尿路感染，肾炎，水肿，糖尿病，黄疸型肝炎

现代药理作用[1] 抗炎，抑菌，降糖，肾保护

用法用量 常用15～30克，水煎服，外用时鲜品适量捣烂敷在患处

参考文献

[1] 张月珠. 金丝草水溶性部位抗真菌活性成分研究 [D]. 福州：福建农林大学，2019.

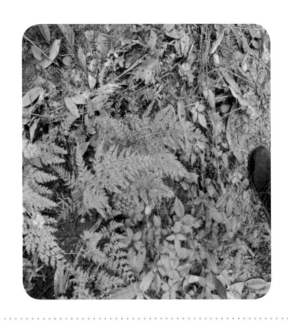

瑶药名称

乌蕨

药用部分	全株
采摘时间	全年可采收
炮制方法	洗净晒干即可
分布环境	分布于全县各镇（区），野生于山坡、林下、路旁
瑶药功能	清热解毒，利湿
瑶药主治	白浊，水肿，疔疮肿毒，跌打损伤，毒蛇咬伤
现代药理作用[1]	抗菌，抗炎，保肝，抗肿瘤
用法用量	常用30～60克，水煎服，外用时鲜品适量捣烂敷在患处

参考文献

[1] 胡燕珍，张媛媛，田莹莹，等. 乌蕨的研究进展 [J]. 现代中药研究与实践，2020, 34（2）：79-86.

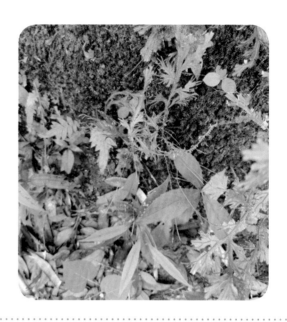

 瑶药名称

黄疸草

药用部分	全株
采摘时间	全年可采收
炮制方法	洗净晒干即可
分布环境	分布于全县各镇（区），野生于山坡、林下、路旁
瑶药功能	清热，利湿，解毒
瑶药主治	黄疸，痢疾，砂淋，白浊，水肿，疔疮肿毒，跌打损伤，毒蛇咬伤
现代药理作用[1]	抗脂质过氧化，抗炎，抗菌，保肝
用法用量	常用15～30克，水煎服，外用时鲜品适量捣烂敷在患处

参考文献

　　[1]吴维，周俐，周茜，等. 黄疸草抗脂质过氧化作用的实验研究 [J]. 赣南医学院学报，2003（6）：611-614.

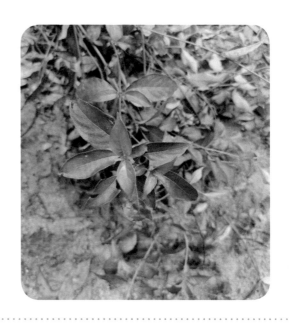

玉叶金花

🪨	**药用部分**	茎叶
🗓	**采摘时间**	全年可采收
⚜	**炮制方法**	洗净晒干即可
🌿	**分布环境**	分布于全县各镇（区），生于丘陵山坡、灌丛、林缘、沟谷、山野、路旁
❋	**瑶药功能**	清凉消暑，清热疏风
⚙	**瑶药主治**	煲水外洗治皮肤疥疮溃烂；内服治风湿骨痛，咽喉炎，支气管炎，扁桃体炎；也可作凉茶配料，预防感冒和中暑，降血糖，降血脂
✺	**现代药理作用**[1]	抗炎，抑菌，抗病毒，解毒，抗胆碱，抗肿瘤，抗生育
✚	**用法用量**	常用15～30克，水煎服，外用时鲜品适量捣烂敷在患处

参考文献

[1] 潘利明，林励，胡旭光. 玉叶金花水提物的抗炎抑菌作用 [J]. 中国实验方剂学杂志，2012，18（23）：248-251.

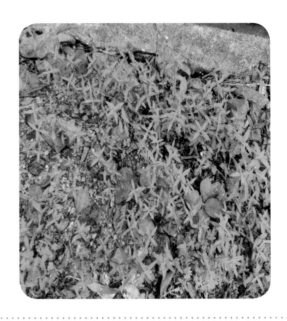

 瑶药名称

水线草

药用部分	全株
采摘时间	全年可采收
炮制方法	洗净晒干即可
分布环境	分布于全县各镇（区），野生于山坡、林下、路旁
瑶药功能	清热解毒
瑶药主治	肠痈，乳痈，肿毒，烫伤
现代药理作用[1]	抗肿瘤，保肝，抗炎镇痛，抗氧化
用法用量	常用15～30克，水煎服，外用时鲜品适量捣烂敷在患处

参考文献

［1］王亚茹，周柏松，李雅萌，等. 水线草的化学成分与药理作用研究进展［J］. 中药材，2018，41（6）：1506-1512.

飞扬草

😊 **药用部分**　全株

🧰 **采摘时间**　夏秋季节采收

⚜ **炮制方法**　洗净晒干即可

🍃 **分布环境**　分布于全县各镇（区），野生于山坡、林下、路旁

❀ **瑶药功能**　清热解毒，利湿止痒，通乳

⚙ **瑶药主治**　乳痈，疔疮肿毒，牙疳，痢疾，泄泻，热淋，血尿，湿疹，脚癣，皮肤

　　　　　　　瘙痒，产后少乳

⚛ **现代药理作用**[1]　抗氧化活性，抗成纤维细胞增殖，抗组胺，止泻，抗炎，抗疟，

　　　　　　　驱虫，抗菌，抗病毒，抗癌，镇静，抗焦虑，抗糖尿病，抗过敏

➕ **用法用量**　常用15～30克，水煎服，外用时鲜品适量捣烂敷在患处

参考文献

[1] 宋龙，徐宏喜，杨莉，等. 飞扬草的化学成分与药理活性研究概况 [J]. 中药材，2012，35
（6）：1003-1009.

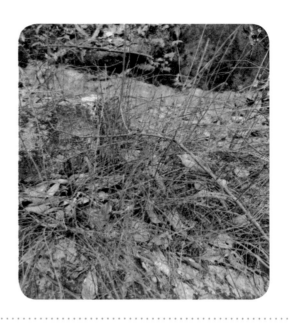

瑶药名称

节节草

药用部分　全株

采摘时间　长到20节即可采收

炮制方法　晒干即可

分布环境　分布于全县各镇（区），野生于山坡、林下、路旁

瑶药功能　清热，利尿，明目退翳，祛痰止咳

瑶药土治　鼻衄，咯血，淋病，月经过多，肠出血，尿道炎，痔疮出血，跌打损伤，刀伤，骨折

现代药理作用[1]　保肝，降血脂，利尿，降血糖，抗氧化，抑菌

用法用量　常用10～30克，水煎服，外用时鲜品适量捣烂敷在患处

参考文献

[1]黄丹娜，莫单丹，周小雷. 节节草的研究进展［J］. 广西中医药，2018，41（3）：78-80.

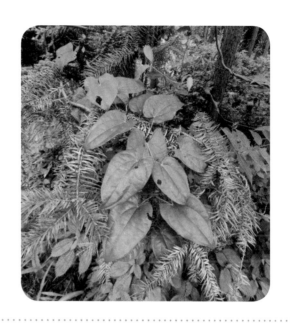

黄药子

药用部分　　根茎

采摘时间　　秋冬采收

炮制方法　　洗净晒干切片

分布环境　　分布于盘石、金坑、寨南、南岗，生于山坡地、山谷、疏林下、灌丛中

瑶药功能　　凉血，降火，消瘿，解毒

瑶药主治　　吐血，衄血，喉痹，瘿气，疮痈瘰疬

现代药理作用[1]　　抗炎，抗病毒，抗肿瘤

用法用量　　常用3～10克，水煎服，外用时鲜品适量捣烂敷在患处

参考文献

［1］李俊萱，于海食，宋雨婷，等. 黄药子的现代研究进展［J］. 中国医药指南，2013，11（26）：52-55.

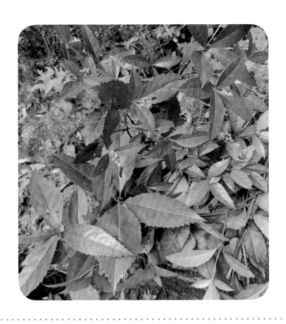

草珊瑚

药用部分 全株

采摘时间 全年可采收

炮制方法 洗净晒干即可

分布环境 分布于全县各镇（区），生于山地林下、山沟或溪边处

瑶药功能 清热解毒凉血，活血消斑散瘀，祛风除湿通络

瑶药主治 血热紫斑，紫癜，风湿痹痛，跌打损伤，肢体麻木，骨折，痛经，产后瘀滞腹痛，肺炎，急性阑尾炎，急性胃肠炎，菌痢，胆囊炎，脓肿，口腔炎，消化道癌、胰腺癌、肝癌等肿瘤

现代药理作用[1] 抗氧化，抑菌，抗炎，抗肿瘤，促进骨折愈合

用法用量 常用15～30克，水煎服，外用时鲜品适量捣烂敷在患处

参考文献

[1] 李丹丹，李龙进，肖逸飞，等. 草珊瑚化学成分及药理活性研究进展 [J]. 中成药，2022，44（9）：2923-2928.

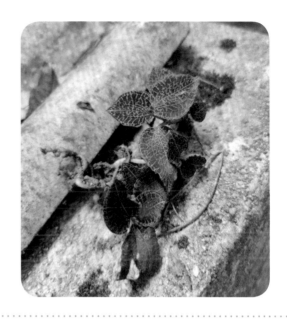

金线莲

药用部分　全株

采摘时间　全年可采收

炮制方法　洗净晒干即可

分布环境　分布于全县各镇（区），生于林下或沟谷阴湿处

瑶药功能　清热凉血，祛风利湿

瑶药主治　肺痨咳血，糖尿病，肾炎，膀胱炎，小儿惊风，毒蛇咬伤

现代药理作用[1]　抗炎，抗肿瘤，保肝，抗氧化，抗乙肝病毒

用法用量　常用5～10克，水煎服，外用时鲜品适量捣烂敷在患处

参考文献

[1] 蔡文燕，肖华山，范秀珍. 金线莲研究进展（综述）[J]. 亚热带植物科学，2003，32（3）：68-72.

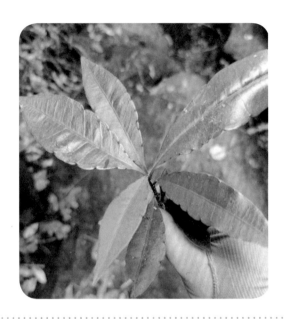

紫背金牛

- **药用部分**　全株
- **采摘时间**　全年可采收
- **炮制方法**　洗净晒干即可
- **分布环境**　分布于全县大部分地区，生于密林、山谷、溪边
- **瑶药功能**　祛痰，消积，散瘀，解毒
- **瑶药主治**　咳嗽咽痛，小儿疳积，跌打损伤，瘰疬，痈肿，毒蛇咬伤
- **现代药理作用**　（暂时未见紫背金牛药理作用文献）
- **用法用量**　常用15～30克，水煎服，外用时鲜品适量捣烂敷在患处

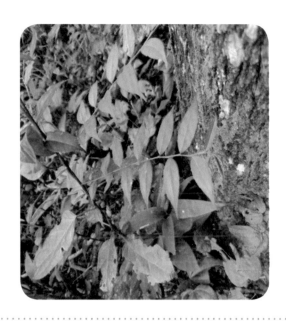

瑶药名称

毛冬青

药用部分　根和叶

采摘时间　全年可采收

炮制方法　洗净晒干即可

分布环境　分布于全县各镇（区），生于山野丛林或灌丛中

瑶药功能　活血化瘀，清热解毒，祛痰止咳

瑶药主治　风热感冒，肺热咳喘，咽痛，牙龈肿痛，胸痹心痛，中风偏瘫，丹毒痈

疽，烧烫伤，血栓闭塞性脉管炎，中心性视网膜炎

现代药理作用[1]　抗凝，降压，保护心脏和脑组织，抗炎及免疫作用

用法用量　常用15～60克，水煎服，外用时鲜品适量捣烂敷在患处

参考文献

［1］梅丽，牛瑞娟，蒋玲，等. 毛冬青化学成分及药理活性研究进展［J］. 生物化工，2018，4（2）：129-131.

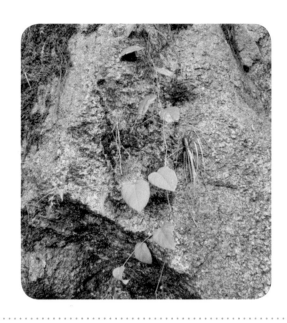

瑶药名称

野葡萄

🌿 **药用部分** 全株

▨ **采摘时间** 全年可采收

✦ **炮制方法** 洗净晒干即可

✿ **分布环境** 分布于全县各镇（区），生于山野丛林、石缝

✹ **瑶药功能** 利尿，消炎，止血

✧ **瑶药主治** 慢性肾炎，肝炎，小便涩痛，胃热呕吐，风疹块，疮毒，外伤出血

⚙ **现代药理作用**[1] 抗炎，抗病毒，保肝护肝，抗菌，酶抑制作用

✚ **用法用量** 常用15～30克，水煎服，外用时鲜品适量捣烂敷在患处

参考文献

[1]胡斌，汪新亮. 治疗慢性骨髓炎的四种野葡萄根的研究进展[J]. 咸宁学院学报（医学版），2006（2）：180-182.

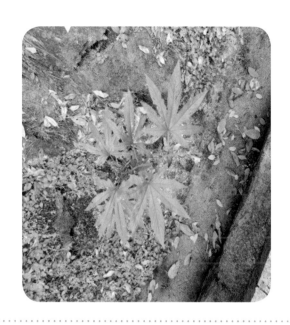

鸡脚扎

🐣 **药用部分**　根或全株

🏛 **采摘时间**　全年可采收

❀ **炮制方法**　洗净晒干即可

🍃 **分布环境**　分布于南岗，生于山坡林下或草丛中

✳ **瑶药功能**　清热解毒，消肿止痛

❁ **瑶药主治**　咳嗽咽痛，小儿疳积，跌打损伤，瘰疬，痈肿，毒蛇咬伤

✾ **现代药理作用**　（暂时未见鸡脚扎药理作用文献）

➕ **用法用量**　常用15～30克，水煎服，外用时鲜品适量捣烂敷在患处

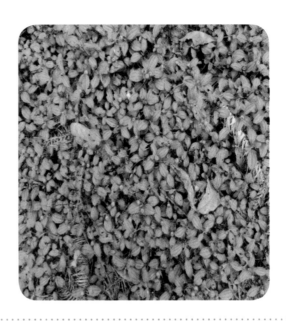

地菍

药用部分	全株
采摘时间	全年可采收
炮制方法	洗净晒干即可
分布环境	分布于全县各镇（区），生于路旁、田边等阴湿处
瑶药功能	清热解毒，活血止血
瑶药主治	肺痈，咽肿，牙痛，赤白痢疾，黄疸，水肿，痛经，崩漏，带下，产后腹痛，瘰疬，痈肿，疔疮，痔疮，毒蛇咬伤
现代药理作用[1]	止血，抗氧化，镇痛，抗炎，降血糖
用法用量	常用15～30克，水煎服，外用时鲜品适量捣烂敷在患处

参考文献

[1] 张超，方岩雄. 中药地菍的化学成分研究 [J]. 中国中药杂志，2003，28(5): 429-431.

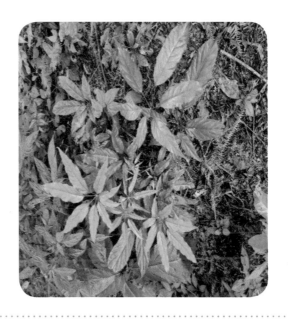

瑶药名称

板蓝根

🐾 **药用部分**　根和叶

🏛 **采摘时间**　秋冬季节

⚜ **炮制方法**　洗净晒干即可

🌿 **分布环境**　分布于盘石，生于林下或溪边阴湿地

✳ **瑶药功能**　清热解毒，凉血，利咽

✱ **瑶药主治**　发热，咽喉肿痛，温毒发斑，痄腮，丹毒，痈肿疮毒

✴ **现代药理作用**[1]　抗菌，抗病毒，抗肿瘤，抗氧化，抗炎

✛ **用法用量**　常用15～30克，水煎服，外用时鲜品适量捣烂敷在患处

参考文献

[1] 徐志琴，赵志敏，马庆，等. 南板蓝根化学成分、药理作用及质量控制研究进展 [J]. 世界科学技术—中医药现代化，2021，23（9）：3365-3375.

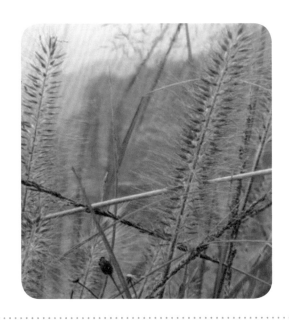

瑶药名称

狼尾草

 药用部分　全株

采摘时间　全年可采收

炮制方法　洗净晒干即可

分布环境　分布于全县各镇（区），生于路边或山边

瑶药功能　清热解毒，清肺止咳，凉血明目

瑶药主治　咽喉红肿疼痛，咳嗽，目赤肿痛，外伤出血

现代药理作用　（暂时未见狼尾草药理作用文献）

用法用量　常用15～30克，水煎服，外用时鲜品适量捣烂敷在患处

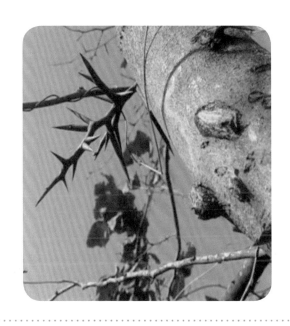

皂角刺

🦴 **药用部分**　荚刺

🗓 **采摘时间**　当年9月至次年3月采收

⚜ **炮制方法**　洗净晒干即可

🌿 **分布环境**　分布于全县大部分地区，生于路旁或向阳处

✳ **瑶药功能**　清热解毒，托毒排脓

❋ **瑶药主治**　痈，热疮，无名热毒，乳痈，肺痈，肝炎，胆囊炎，肿瘤

⚛ **现代药理作用**[1]　抗肿瘤，抑菌杀菌，抗炎，抗病毒，免疫调节，抗过敏，抗凝血，抗氧化，抗肝纤维化及降血脂

🧩 **用法用量**　常用10～30克，水煎服，外用时鲜品适量捣烂敷在患处

参考文献

　　[1] 刘敏，彭桂原. 皂角刺的有效成分分离及药理作用研究进展［C］//中华中医药学会耳鼻喉科分会第二十五次学术年会暨世界中联耳鼻喉口腔科专业委员会第十一次学术年会论文集，2019：402.

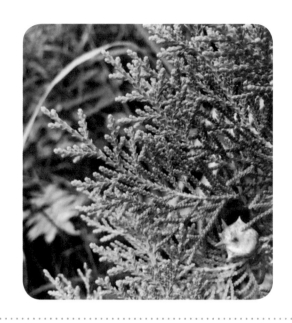

瑶药名称

侧柏

🧴 **药用部分**　枝叶或种仁

📅 **采摘时间**　全年可采收

⚜ **炮制方法**　洗净晒干即可

🍁 **分布环境**　分布于全县各镇（区），生于山地、路旁或村边

✳ **瑶药功能**　清热解毒，凉血止血，乌发生发

✸ **瑶药主治**　风湿热痛，小便涩痛，尿血，便血，吐血，脱发，头发不生

✺ **现代药理作用**[1]　抗菌，抗氧化，抗肿瘤，促进毛发生长，止血

✚ **用法用量**　常用15～30克，水煎服，外用时鲜品适量捣烂敷在患处

参考文献

［1］张俊飞，孙广璐，张彬，等. 侧柏叶药理作用的研究进展［J］. 时珍国医国药，2013，24（9）：2231-2233.

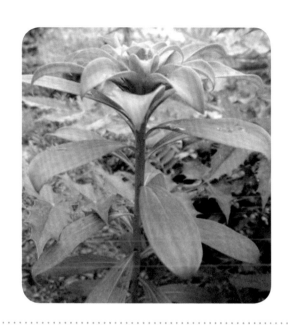

百合花

🌱 **药用部分**	鳞茎	
▣ **采摘时间**	全年可采收	
✤ **炮制方法**	洗净晒干即可	
🍁 **分布环境**	分布于全县各镇（区），生于山坡地、草丛中	
✹ **瑶药功能**	养阴润肺，清心安神	
✿ **瑶药主治**	阴虚久嗽，痰中带血，虚烦惊悸，失眠多梦，精神恍惚，痈肿，湿疮	
⚛ **现代药理作用**[1]	止咳祛痰，镇静催眠，免疫调节，抗肿瘤，抗氧化，抗炎，抗应激损伤，抗抑郁，降血糖及抑菌	
✛ **用法用量**	常用10～60克，水煎服，外用时鲜品适量捣烂敷在患处	

参考文献

[1] 罗林明，裴刚，覃丽，等. 中药百合化学成分及药理作用研究进展 [J]. 中药新药与临床药理，2017，28(6)：824-837.

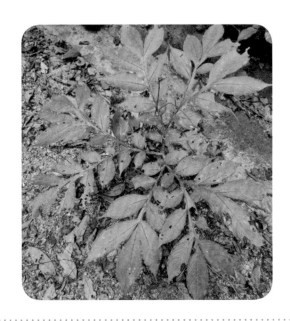

天南星

药用部分　块根（有毒）

采摘时间　每年9—10月采收，选择晴天采收，注意保护，不要中毒

炮制方法　洗净，用流水浸泡24天，晒干切片

分布环境　分布于全县大部分地区，生于山地林下、沟边或石灰岩地阴湿处

瑶药功能　解毒消肿，祛风定惊，化痰散结

瑶药主治　疔疮肿毒，毒蛇咬伤，肿瘤

现代药理作用[1]　镇痛，抗惊厥，祛痰，抗炎，抗心律失常，抗氧化，抗肿瘤，抗菌，杀虫

用法用量　常用3～10克，水煎服，外用时鲜品适量捣烂敷在患处

参考文献

[1] 孙娜，刘佳艺，于婉莹，等. 天南星化学成分及生物活性研究进展 [J]. 中国中药杂志，2021，46（20）：5194-5200.

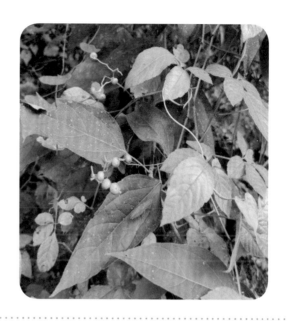

白茶

🪶	**药用部分**	全株
▦	**采摘时间**	全年可采收
⚜	**炮制方法**	洗净晒干即可
🍁	**分布环境**	分布于全县大部分地区，生于荒山草地或丘陵灌丛中
✳	**瑶药功能**	清热解毒，润肺平肝
✿	**瑶药主治**	扁桃体炎，肺炎，肺痈，降脂，降血压，腹胀，肝癌，胰腺癌
⚛	**现代药理作用**	（暂时未见白茶药理作用文献）
➕	**用法用量**	常用15～30克，水煎服，或泡茶喝，外用时鲜品适量捣烂敷在患处

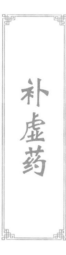

补虚药

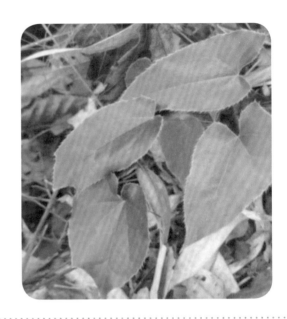

淫羊藿

药用部分　　全株

采摘时间　　夏秋季节

炮制方法　　洗净晒干即可

分布环境　　分布于南岗、白芒，生于竹林下及路旁的岩石缝中

瑶药功能　　补肾阳，强筋骨，祛风湿

瑶药主治　　腰膝酸软，阳痿早泄，健忘，体虚多病，中风

现代药理作用[1]　　抗炎，抗氧化，抗骨质疏松，抗肿瘤，抗抑郁

用法用量　　常用10～30克，水煎服，外用时鲜品适量捣烂敷在患处

参考文献

　　[1] 张璟霞，苏智先，刘守江. 淫羊藿研究进展 [J]. 四川师范学院学报（自然科学版），2003（2）：160-166.

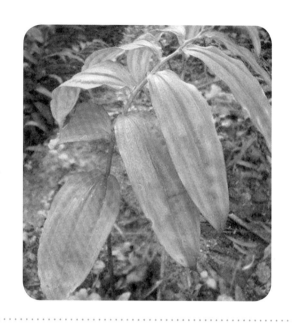

黄精

药用部分	根状茎
采摘时间	秋冬季节采收
炮制方法	洗净晒干即可
分布环境	分布于全县各镇（区），生于阴湿的山坡林下
瑶药功能	补脾，润肺生津
瑶药主治	脾胃虚弱，体倦乏力，口干食少，内热消渴，肺虚燥咳，劳嗽久咳，肾虚头晕，腰膝酸软，须发早白等
现代药理作用[1]	抗衰老，降血糖，抗肿瘤，调节免疫，缓解疲劳
用法用量	常用10～60克，水煎服，外用时鲜品适量捣烂敷在患处

参考文献

［1］李若男，邓金兰，陈小立，等. 黄精化学成分与药理作用研究进展［C］//中国营养学会第十五届全国营养科学大会论文汇编，2022：635.

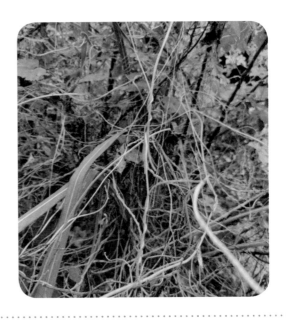

菟丝子

 药用部分　种子

采摘时间　每年5—6月采收

炮制方法　洗净晒干即可

分布环境　分布于全县大部分地区，寄生于豆科、菊科、藜科等植物上

瑶药功能　补肝益肾

瑶药主治　腰膝酸痛，遗精，阳痿，耳鸣，视物模糊，遗尿

现代药理作用[1]　调节生殖系统、骨代谢、免疫系统，抗衰老，降血糖、血脂及清除自由基，抗氧化

用法用量　常用10～20克，水煎服，外用时鲜品适量捣烂敷在患处

参考文献

[1]夏卉芳，李啸红. 菟丝子的药理研究进展 [J]. 现代医药卫生，2012，28(3)：402-403.

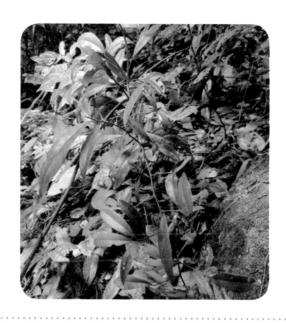

瑶药名称

南五味子

🖐 **药用部分**　种子

🔲 **采摘时间**　夏秋季采收

✦ **炮制方法**　洗净晒干即可

❈ **分布环境**　分布于南岗、寨南及大麦山九寨，生于丘陵或旷野

✳ **瑶药功能**　收敛固涩，益气生津，补肾宁心

✿ **瑶药主治**　久嗽虚喘，梦遗滑精，遗尿尿频，久泻不止，自汗，盗汗，津伤口渴，

短气脉虚，内热消渴，心悸失眠

⚛ **现代药理作用**[1]　抗氧化，抗肿瘤，抗艾滋病病毒，抗血小板聚集，镇痛

✚ **用法用量**　常用5～20克，水煎服，外用时鲜品适量捣烂敷在患处

参考文献

[1]董文雪，舒永志，刘意，等. 南五味子属植物化学成分及药理作用研究进展[J]. 中草药，2014，45(13)：1938-1959.

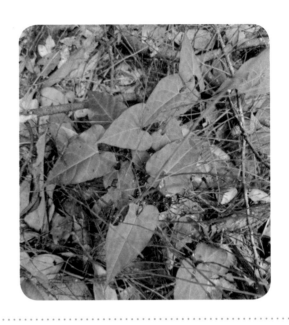

何首乌

药用部分	块根
采摘时间	秋冬季节采挖
炮制方法	洗净晒干切片即可
分布环境	分布于全县各镇（区），生于灌丛中、山脚阴处或石隙中
瑶药功能	补肝，益肾，养血，祛风
瑶药主治	须发早白，血虚头晕，腰膝软弱，筋骨酸痛，遗精，崩带，久疟，久痢，慢性肝炎，痈肿，瘰疬，肠风，痔疾，神经衰弱，高脂血症
现代药理作用[1]	抗衰老，降血脂，抗动脉粥样硬化，抗氧化，抗炎，保肝，抗肿瘤，提高记忆力，提高免疫力，保护肾脏，抗骨质疏松，增强造血功能
用法用量	常用10～30克，水煎服，外用时鲜品适量捣烂敷在患处

参考文献

[1] 崔真真，王海凌，张冰，等. 何首乌研究进展 [J]. 辽宁中医药大学学报，2019，21（1）：172-174.

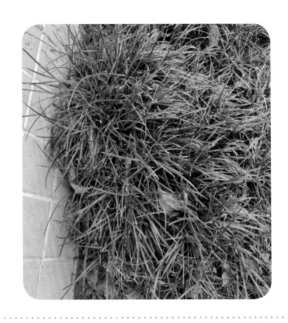

瑶药名称

麦冬

🏵 **药用部分**　根块

🔲 **采摘时间**　夏季采收

⚜ **炮制方法**　洗净晒干即可

🍁 **分布环境**　分布于全县各镇（区），生于山地肥土及石缝中

❉ **瑶药功能**　养阴润肺，益胃生津，清心除烦

❁ **瑶药主治**　肺燥干咳，阴虚痨嗽，喉痹咽痛，津伤口渴，内热消渴，心烦失眠，肠
燥便秘等症

❈ **现代药理作用**[1]　保护心血管，降糖降血脂，抗炎，抗氧化，抗肿瘤，抗衰老和
免疫调节

✚ **用法用量**　常用10～60克，水煎服，外用时鲜品适量捣烂敷在患处

参考文献

　　[1] 迟宇昊，李旸，申远. 麦冬化学成分及药理作用研究进展 [J]. 新乡医学院学报，2021，38
（2）：189-192.

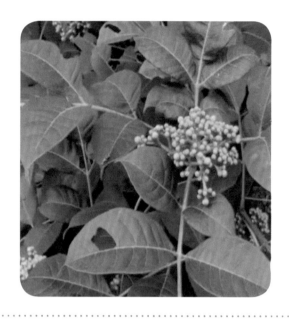

吴茱萸

药用部分	果
采摘时间	夏季采收
炮制方法	洗净晒干即可
分布环境	分布于金坑，生于疏林及林缘旷地
瑶药功能	温阳散寒
瑶药主治	头痛，寒疝腹痛，寒湿脚气，经行腹痛，脘腹胀痛，呕吐吞酸，五更泄泻
现代药理作用[1]	抗炎，抗肿瘤，抗肥胖，抗阿尔兹海默病，抗菌
用法用量	常用3～10克，水煎服，外用时鲜品适量捣烂敷在患处

参考文献

[1] 梁靖蓉，麦凤怡，李陈广，等. 吴茱萸碱的药理学研究进展 [J]. 中国药理学通报，2022，28（10）：1457-1461.

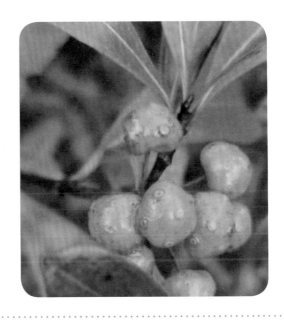

瑶药名称

巴戟天

🐾 **药用部分**　　根

⏳ **采摘时间**　　秋冬季节采挖

⚜ **炮制方法**　　洗净晒干即可

🍂 **分布环境**　　分布于金坑，生于疏林下或林缘

✳ **瑶药功能**　　补肾强筋

⚙ **瑶药主治**　　阳痿遗精，宫冷不孕，月经不调，少腹冷痛，风湿痹痛，筋骨痿软

❀ **现代药理作用**[1]　　抗抑郁，抗痴呆，抗衰老，促进血管生成，抗炎

✜ **用法用量**　　常用10～30克，水煎服，外用时鲜品适量捣烂敷在患处

参考文献

［1］陈志霞，林励. 巴戟天的研究进展［J］. 中药材，2001，24（3）：209-211.

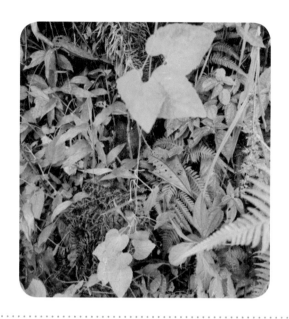

瑶药名称

土人参

- **药用部分**　根
- **采摘时间**　秋冬季节采挖
- **炮制方法**　洗净晒干切片即可
- **分布环境**　分布于涡水、寨南及南岗，生于山坡草坡或丛林中
- **瑶药功能**　健脾润肺，止咳，调经
- **瑶药主治**　脾虚劳倦，泄泻，肺痨咳痰带血，眩晕潮热，盗汗自汗，月经不调，带下
- **现代药理作用**[1]　抗氧化，消炎止痛，抗菌，保护心脏
- **用法用量**　常用10～60克，水煎服，外用时鲜品适量捣烂敷在患处

参考文献

[1]常腾龙，黄瑞雪，杨丽红，等. 土人参的化学成分与药理活性研究进展 [J]. 天然产物研究与开发，2023，35（4）：693-704.

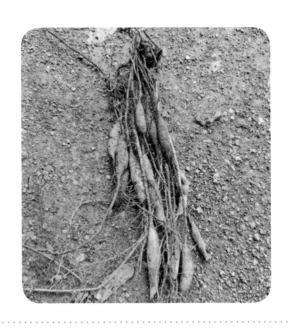

天冬

🪣 **药用部分**　根块

🗿 **采摘时间**　秋冬季节采挖

⚜ **炮制方法**　洗净晒干即可

🌿 **分布环境**　分布于全县各镇（区），生于山地肥土及石缝中

❀ **瑶药功能**　养阴润燥，清肺生津

⚙ **瑶药主治**　肺燥干咳，顿咳痰黏，腰膝酸痛，骨蒸潮热，内热消渴，热病津伤，咽干口渴，肠燥便秘

✹ **现代药理作用**[1]　镇咳平喘，抗菌，抗炎，增强免疫力，改善胃肠道功能，降血糖，抗衰老，抗肿瘤

✚ **用法用量**　常用10～30克，水煎服，外用时鲜品适量捣烂敷在患处

参考文献

[1] 鄢贵，张复中，施后奎，等. 天冬化学成分及药理作用研究进展 [J]. 广东化工，2021，48（21）：116-118，130.

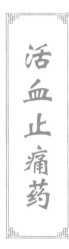

活血止痛药

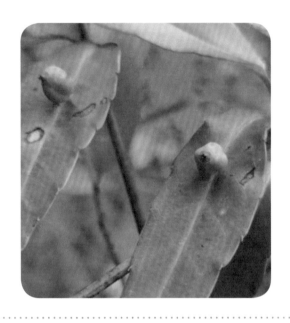

叶上果

药用部分	果、叶
采摘时间	全年可采收
炮制方法	洗净晒干即可
分布环境	分布于金坑、三江及南岗，生于山地沟边或林中
瑶药功能	祛风除湿，活血止痛
瑶药主治	风湿痹痛，胃痛，便血，月经不调，跌打瘀肿，骨折
现代药理作用	（暂时未见叶上果药理作用文献）
用法用量	常用15～30克，水煎服，外用时鲜品适量捣烂敷在患处

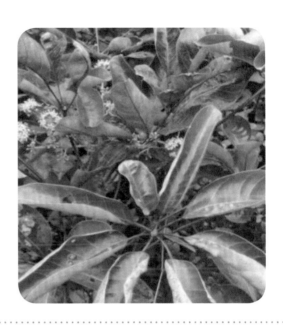

瑶药名称

鸭掌木

药用部分　叶、根皮

采摘时间　全年可采收

炮制方法　洗净晒干即可

分布环境　分布于全县各镇（区），生于山坡地

瑶药功能　跌打损伤

瑶药主治　外伤肿痛，骨折

现代药理作用　（暂时未见鸭掌木药理作用文献）

用法用量　常用15～30克，水煎服，外用时鲜品适量捣烂敷在患处

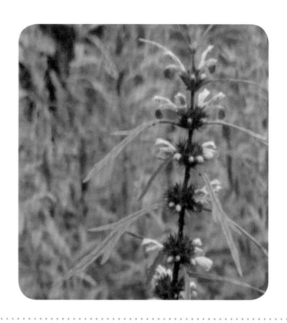

益母草

药用部分 全株

采摘时间 春夏季节采收

炮制方法 洗净晒干即可

分布环境 分布于三排、金坑、寨南，生于山野荒地、路旁、田边或河边

瑶药功能 活血调经，利尿消肿

瑶药主治 月经不调，痛经经闭，恶露不尽

现代药理作用[1] 抗氧化，抗凋亡，抗炎，抗血栓，抗动脉粥样硬化，保肝，保肾

用法用量 常用10～30克，水煎服，外用时鲜品适量捣烂敷在患处

参考文献

［1］李艳，苗明三. 益母草药理作用研究进展［J］. 中华中医药学刊，2023，41（5）：102-106.

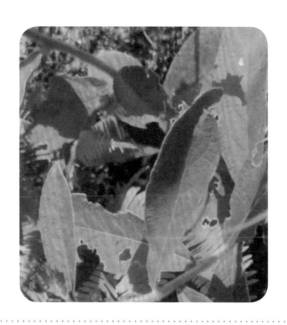

羊耳菊

药用部分　根或全株

采摘时间　全年可采收

炮制方法　洗净晒干即可

分布环境　分布于全县大部分地区，生于山坡、草丛、林缘及灌丛中阳光充足处

瑶药功能　活血调经，跌打损伤

瑶药主治　外伤肿痛，骨折，月经不调，痛经

现代药理作用[1]　　清除自由基活性，抑菌

用法用量　常用10～50克，水煎服，外用时鲜品适量捣烂敷在患处

参考文献

[1] 胡琳，贺正山. 羊耳菊化学成分和药理活性研究进展 [J]. 中国现代应用药学，2012，29（10）：889-894.

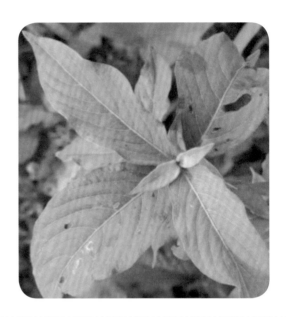

土牛膝

🪨 **药用部分** 　根

🔲 **采摘时间** 　秋冬季节采挖

⚜ **炮制方法** 　洗净晒干即可

🍁 **分布环境** 　分布于金坑、三排、三江，生于山坡疏林下或路旁

✳ **瑶药功能** 　强筋骨，治跌打损伤

✴ **瑶药主治** 　腰膝酸软，外伤肿痛，骨折

⚛ **现代药理作用**[1] 　抗生育，兴奋子宫收缩，抗炎

✚ **用法用量** 　常用15～60克，水煎服，外用时鲜品适量捣烂敷在患处

参考文献

　　[1]杨柳，姜海，卢清秀，等. 牛膝药理作用的研究进展[J]. 生物技术世界，2012，10（12）：28，38.

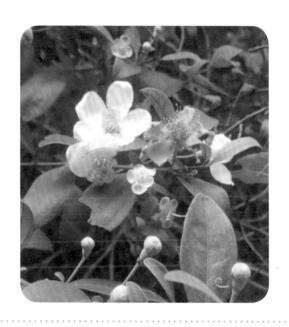

桃金娘

药用部分　全株

采摘时间　全年可采收

炮制方法　洗净晒干即可

分布环境　分布于三江、大坪，生于山坡地、疏灌丛中

瑶药功能　活血通络，收敛止泻

瑶药主治　外伤肿痛，骨折，腰肌劳损，关节炎，腹泻，消化不良

现代药理作用[1]　　抗氧化，抗菌，抗病毒，降糖，保肝，改善肺疾病

用法用量　常用15～30克，水煎服，外用时鲜品适量捣烂敷在患处

参考文献

　　[1]肖婷，崔炯谟，李倩，等. 桃金娘的化学成分、药理作用和临床应用研究进展 [J]. 现代药物与临床，2013，28（5）：800-805.

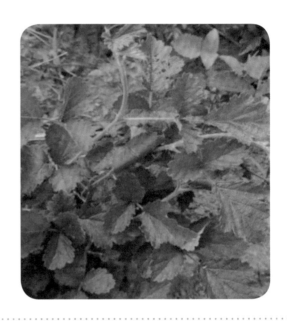

瑶药名称

茅莓

- **药用部分**　全株
- **采摘时间**　夏季采收
- **炮制方法**　洗净晒干即可
- **分布环境**　分布于三江、大坪，生于山坡地、路边、荒野
- **瑶药功能**　止痛，活血，祛风湿
- **瑶药主治**　外伤肿痛，关节炎，肠炎，黄疸，肝脾肿大
- **现代药理作用**[1]　抗氧化，抗炎，保肝护肝，抗肿瘤，抗心肌缺血
- **用法用量**　常用10～60克，水煎服，外用时鲜品适量捣烂敷在患处

参考文献

［1］梅全喜，陈小露. 茅莓药理作用的研究进展［J］. 世界中西医结合杂志，2014，9（8）：909-912.

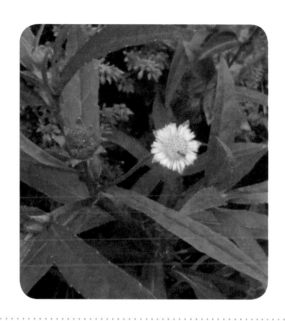

旱莲草

药用部分　全株

采摘时间　夏秋季节

炮制方法　洗净晒干即可

分布环境　分布于全县各镇（区），生于田边、路旁及河岸

瑶药功能　凉血，止血，消肿，强壮

瑶药主治　便血，尿血，腰膝酸痛，乌发，生发，跌打损伤，外伤出血

现代药理作用[1]　　止血，保肝，抗氧化，抗肿瘤和免疫调节，抗疲劳

用法用量　常用15～60克，水煎服，外用时鲜品适量捣烂敷在患处

参考文献

　　[1] 陈献，王艳红. 墨旱莲的化学成分与药理作用研究进展 [J]. 广西中医学院学报，2008，11（1）：76-78.

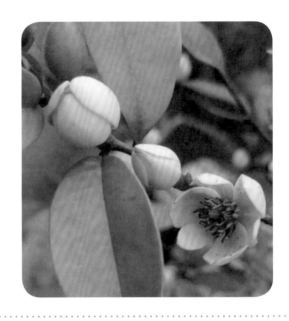

瑶药名称

含笑花

 药用部分　花苞

采摘时间　春季采收，以采收花苞为佳

炮制方法　洗净晒干即可

分布环境　分布于大坪、金坑、南岗阳光充足山坡

瑶药功能　活血调筋，养肤养颜，安神减压

瑶药主治　跌打损伤，腰肌劳损，失眠，抑郁症

现代药理作用　　（暂时未见含笑花药理作用文献）

用法用量　常用15～30克，水煎服，外用时鲜品适量捣烂敷在患处

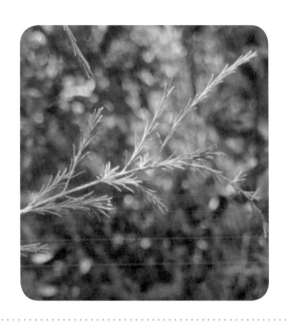

岗松

🍼 **药用部分**　茎叶

🗓 **采摘时间**　全年可采收

⚜ **炮制方法**　洗净晒干即可

🍀 **分布环境**　分布于大坪、金坑、南岗，生于低丘及荒山草坡与灌丛中

✳ **瑶药功能**　化瘀止痛，清热解毒，利尿通淋，杀虫止痒

❁ **瑶药主治**　跌打损伤，肝硬化，小便涩痛，肾结石，肾绞痛，胆囊炎，胆囊结石，湿疹，皮炎

❄ **现代药理作用**[1]　抗炎，抗菌，抗生育，保肝，抗氧化

✛ **用法用量**　常用15～30克，水煎服，外用时鲜品适量捣烂敷在患处

参考文献

[1]荣涛，严明，何玲. 岗松的有效成分及其药理活性和作用机制研究进展[J]. 临床合理用药杂志，2018，11(25)：180-181.

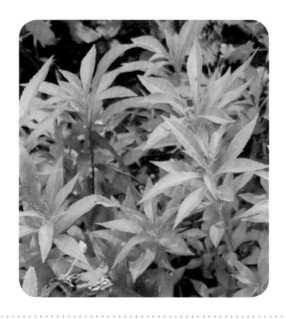

 瑶药名称

凤仙花

🍶 **药用部分**　茎叶

🏛 **采摘时间**　全年可采收

⚜ **炮制方法**　洗净晒干即可

🍁 **分布环境**　分布于全县各镇（区），生于山坡、草丛、林缘及灌丛中阳光充足处

❀ **瑶药功能**　祛风湿，活血，止痛

✿ **瑶药主治**　关节炎，闭经，痛经，腰痛，膝关节痛，腹部肿块

❋ **现代药理作用**[1]　抗过敏，抗真菌

✙ **用法用量**　常用10～20克，水煎服，外用时鲜品适量捣烂敷在患处

参考文献

［1］周瑞琴. 凤仙花药理作用研究进展［J］. 中国社区医师（医学专业），2011，13（25）：37－38.

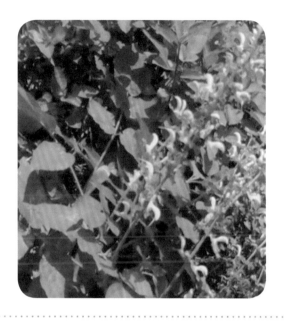

丹参

药用部分	根
采摘时间	秋冬季节采挖
炮制方法	洗净晒干切片即可
分布环境	分布于全县大部分地区，生于向阳山坡草丛、沟边、路旁或林边
瑶药功能	活血祛瘀，通经止痛，清心除烦，凉血消痈
瑶药主治	胸闷痛，神经痛，月经不调，关节炎，失眠，无名肿毒，丹毒
现代药理作用[1]	保护心血管系统，抗肿瘤，抗纤维化，保护神经系统
用法用量	常用10～30克，水煎服，外用时鲜品适量捣烂敷在患处

参考文献

[1] 马晓晶，杨健，马桂荣，等. 中药丹参的现代化研究进展 [J]. 中国中药杂志，2022，47（19）：5131-5139.

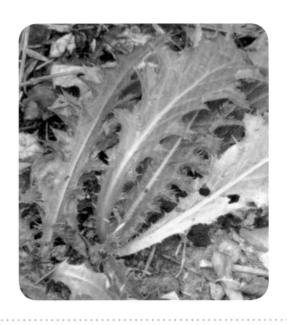

大蓟

药用部分	根和叶
采摘时间	夏秋季节采收
炮制方法	洗净晒干即可
分布环境	分布于三排、金坑、南岗、大坪，生于旷野草丛中及路旁
瑶药功能	祛瘀消肿，凉血止血
瑶药主治	跌打损伤，外伤出血，吐血，尿血，便血，关节痛
现代药理作用[1]	凝血止血，降血压，抗肿瘤，抑菌，抗糖尿病，抗骨质疏松，治疗肥胖，利尿，保肝
用法用量	常用10～30克，水煎服，外用时鲜品适量捣烂敷在患处

参考文献

[1] 赵彧，邱明阳，刘玉婷，等. 大蓟化学成分及药理活性研究进展 [J]. 中草药，2017，48（21）：4584-4590.

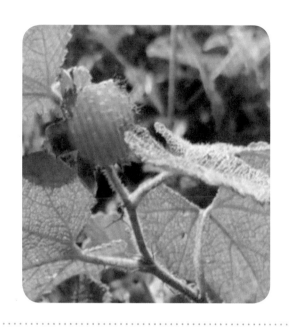

瑶药名称

粗叶悬钩子

药用部分　茎和叶

采摘时间　全年可采收

炮制方法　洗净晒干即可

分布环境　分布于三排、金坑、南岗、大坪，生于旷野草丛中及路旁

瑶药功能　活血祛瘀，清热止血

瑶药主治　跌打损伤，腰痛，膝关节痛，肝炎，外伤出血，肿瘤

现代药理作用[1]　保肝，抗肿瘤，抑菌

用法用量　常用15～60克，水煎服，外用时鲜品适量捣烂敷在患处

参考文献

　　[1] 段湘兰，付学森，谢果珍，等. 粗叶悬钩子化学成分和药理作用的研究进展 [J]. 湖南农业科学，2021(11)：114-118.

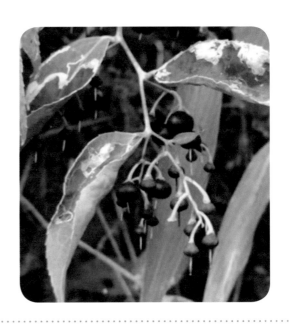

白骨风

 药用部分　　根、叶

采摘时间　　全年可采收

炮制方法　　洗净晒干即可

分布环境　　分布于全县大部分地区，生于山坡、草丛、林缘及灌丛中阳光充足处

瑶药功能　　散瘀止血，消肿止痛

瑶药主治　　风湿痹痛，腰膝疼痛，吐血，便血，咯血，外伤出血

现代药理作用　　（暂时未见白骨风药理作用文献）

用法用量　　常用15～30克，水煎服，外用时鲜品适量捣烂敷在患处

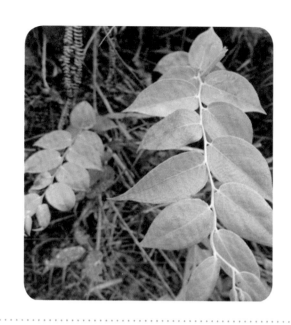

豹骨风

🧑 **药用部分**	根或全株
🗓 **采摘时间**	秋冬季节采收
✦ **炮制方法**	洗净晒干即可
🍁 **分布环境**	分布于涡水、盘石、金坑、寨南、南岗，生于林缘、灌丛中或草地上
❋ **瑶药功能**	行气止痛，活血散瘀
⚙ **瑶药主治**	内服治疗胃痛，风湿痹痛；外用则可治牙痛，跌扑肿痛，蛇虫咬伤
❄ **现代药理作用**[1]	抗炎，抗菌，抗病毒
✚ **用法用量**	常用15～30克，水煎服，外用时鲜品适量捣烂敷在患处

参考文献

[1] 李甫. 满山香子有效成分的提取与分离 [D]. 桂林：广西师范大学，2006.

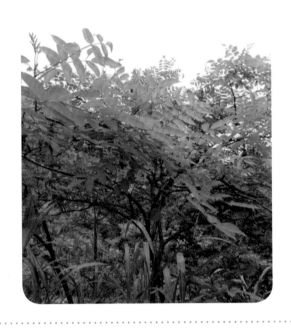

盐霜柏

 药用部分 根、叶、果实

采摘时间 根全年可采收，叶在夏秋季采收

炮制方法 洗净晒干即可

分布环境 分布于涡水、盘石、金坑、寨南、南岗，生于林缘

瑶药功能 根与叶：凉血散瘀；果实：收敛镇咳、凉血解毒

瑶药主治 感冒发热，食滞腹泻，跌打骨折，创伤出血，皮肤湿疹，牛皮癣，小儿盗汗，便血，脱肛，烧烫伤，痔疮等

现代药理作用 （暂时未见盐霜柏药理作用文献）

用法用量 常用15～30克，水煎服，外用时鲜品适量捣烂敷在患处

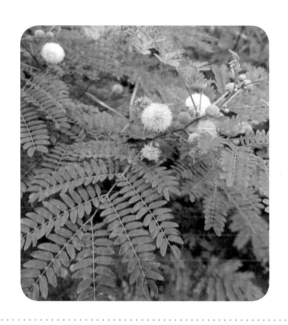

合欢树

🌿 **药用部分**　树皮、花

📋 **采摘时间**　树皮全年可采收，花在6月初采收

⚜ **炮制方法**　洗净晒干即可

🍁 **分布环境**　分布于涡水、盘石、金坑、寨南、南岗，生于林缘

✳ **瑶药功能**　安神解郁，活血止痛，开胃利气，宁心静气

⚙ **瑶药主治**　郁结胸闷，失眠，健忘，眼疾，神经衰弱

✴ **现代药理作用**[1]　抗焦虑，抗抑郁，镇静催眠，保肝，抗氧化和抗肥胖

✚ **用法用量**　常用10～30克，水煎服，外用时鲜品适量捣烂敷在患处

参考文献

[1]李冉，田介峰，罗学军，等. 合欢花的化学成分及其药理作用的研究进展[J]. 天津药学，2022，34（2）：66-71.

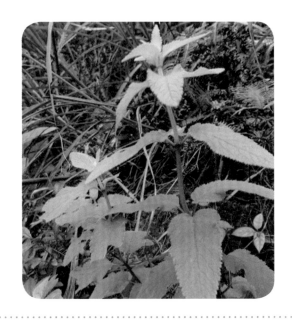

介些米

药用部分	全株
采摘时间	全年可采收
炮制方法	洗净晒干即可
分布环境	分布于全县大部分地区，生于密林、山谷、溪边
瑶药功能	消炎止痛
瑶药主治	胃炎，胃痛
现代药理作用	（暂时未见介些米药理作用文献）
用法用量	常用15～30克，水煎服，外用时鲜品适量捣烂敷在患处

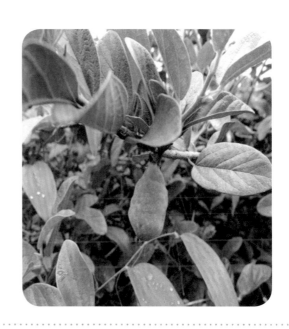

广东王不留行

药用部分 果、叶、根、茎、藤

采摘时间 全年可采收叶、根、茎、藤，果在秋季采收

炮制方法 洗净晒干即可

分布环境 分布于南岗、三排、金坑，生长于石壁或大树上

瑶药功能 活血通乳，催生下乳，产后胸腺疏通

瑶药主治 血瘀经闭，痛经，难产，产后乳汁不下，乳痈肿痛，热淋，血淋，肾结石

现代药理作用[1] 催乳，抗氧化，抗肿瘤，抗凝

用法用量 常用10～20克，水煎服，外用时鲜品适量捣烂敷在患处

参考文献

[1] 金杰，肖湘. 王不留行的化学成分、药理作用及临床应用研究进展 [J]. 中国药物经济学，2022，17（4）：124-128.

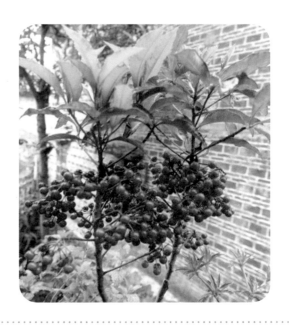

瑶药名称

大罗伞

药用部分 根

采摘时间 秋冬采挖

炮制方法 洗净晒干切片即可

分布环境 分布于全县大部分地区，生于灌丛中

瑶药功能 活血化瘀，祛痰止咳，清热降火，消肿解毒

瑶药主治 跌打损伤，关节风痛，无名肿毒，扁桃体炎，牙痛，妇女白带、经痛诸病

现代药理作用[1] 抗寄生虫，抗雌激素样作用，抗肿瘤，抗炎，抗菌，抗病毒

用法用量 常用15～30克，水煎服，外用时鲜品适量捣烂敷在患处

参考文献

[1] 王明智. 大罗伞化学成分的研究 [D]. 北京：中国协和医科大学，2007.

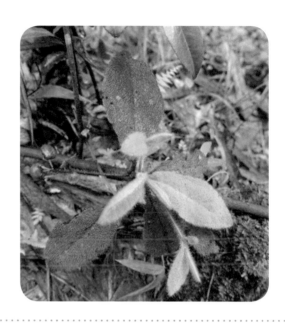

小罗伞

药用部分 全株或根

采摘时间 全年可采收

炮制方法 洗净晒干即可

分布环境 分布于全县大部分地区，生于林下阴湿处

瑶药功能 散瘀止血

瑶药主治 胃出血，神经性疼痛，无名肿毒

现代药理作用[1] 抗病毒，抗真菌，抗细菌，抗肿瘤和免疫抑制

用法用量 常用15～30克，水煎服，外用时鲜品适量捣烂敷在患处

参考文献

[1] 周悌强，符前雨，李彬，等. 小罗伞乙酸乙酯部位的化学成分研究 [J]. 军事医学，2022，46（3）：209-212.

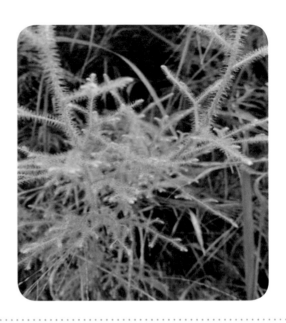

瑶药名称

伸筋草

🔲	**药用部分**	全株
🔲	**采摘时间**	夏秋季节采收
🔲	**炮制方法**	洗净晒干即可
🔲	**分布环境**	分布于全县各镇（区），生于阳光充足、湿润的酸性土地上
🔲	**瑶药功能**	祛风散寒，除湿消肿，舒筋活络
🔲	**瑶药主治**	风寒湿痹，关节酸痛，屈伸不利，跌打损伤
🔲	**现代药理作用**[1]	抗炎，镇痛，抗氧化，乙酰胆碱酯酶抑制作用，抗菌，抗血小板聚集
🔲	**用法用量**	常用10～30克，水煎服，外用时鲜品适量捣烂敷在患处

参考文献

［1］王继坤，宋长红，关秀锋. 伸筋草的化学成分及药理作用研究进展［J］. 化学工程师，2021，35（7）：55-57.

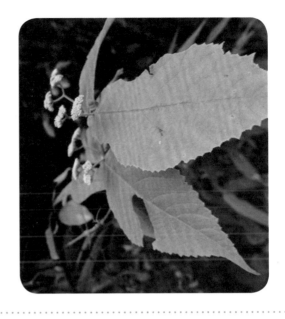

紫珠草

🌿 **药用部分**　　全株

🗓 **采摘时间**　　夏秋季节采收

⚜ **炮制方法**　　洗净晒干即可

❀ **分布环境**　　分布于涡水、盘石、金坑的山坡湿地或疏林下

❉ **瑶药功能**　　散瘀止血，消肿止痛

❀ **瑶药主治**　　跌打肿痛，风湿骨痛

❄ **现代药理作用**[1]　　抑菌，止血，镇痛，抗衰老，保护心血管系统

✛ **用法用量**　　常用15～30克，水煎服，外用时鲜品适量捣烂敷在患处

参考文献

[1] 颜冬兰，刘珊珊，宁云山. 紫珠属植物化学、药理及临床应用进展 [J]. 中成药，2008（9）：1361-1363.

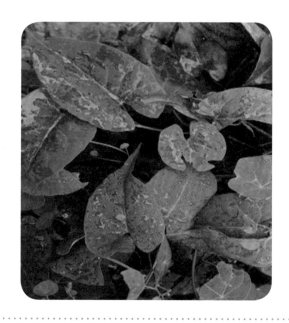

独脚乌桕

药用部分 全株、根

采摘时间 全年可采收，根在秋冬季节采挖

炮制方法 洗净晒干即可

分布环境 分布于三排、金坑、涡水、盘石的山谷、林下

瑶药功能 活血通络

瑶药主治 跌打损伤，毒蛇咬伤

现代药理作用 （暂时未见独脚乌桕药理作用文献）

用法用量 常用15～30克，水煎服，外用时鲜品适量捣烂敷在患处

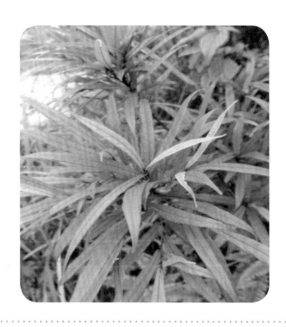

竹叶牛奶树

药用部分　全株

采摘时间　全年可采收

炮制方法　洗净晒干即可

分布环境　分布于全县各镇（区），生于路旁、沙地、荒原或溪边

瑶药功能　行气活血，祛风除湿

瑶药主治　风湿骨痛，跌打损伤

现代药理作用　（暂时未见竹叶牛奶树药理作用文献）

用法用量　常用15～30克，水煎服，外用时鲜品适量捣烂敷在患处

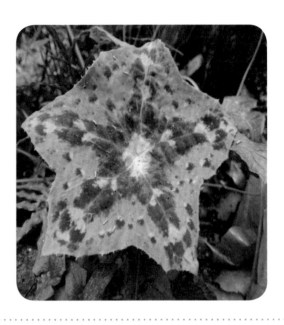

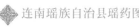

八角莲

🫙 **药用部分**　根状茎

🎍 **采摘时间**　秋冬季节采挖

⚜ **炮制方法**　洗净晒干切片即可

🌿 **分布环境**　分布于金坑大龙山马鞍冲，生于高山肥沃的山沟或杂木林下阴湿地方

❀ **瑶药功能**　活血化瘀，解毒

✿ **瑶药主治**　跌打损伤，风湿痹痛，关节疼痛，毒蛇咬伤

✳ **现代药理作用**[1]　抗肿瘤，抗病毒，抗菌

➕ **用法用量**　常用10～20克，水煎服，外用时鲜品适量捣烂敷在患处

参考文献

　　[1] 马君，江露，陈虎，等. 中药八角莲的研究进展 [J]. 湖北医药学院学报，2020，39（1）：96-100.

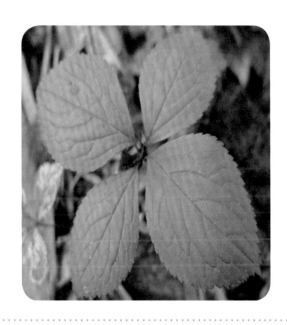

瑶药名称

四大天王

🪶 **药用部分**　根及全株

🎴 **采摘时间**　全年可采挖

⚜ **炮制方法**　洗净晒干即可

🌿 **分布环境**　分布于三排、寨南、金坑，生于林下、路旁阴湿地

✺ **瑶药功能**　祛风除湿，止痛

✿ **瑶药主治**　跌打损伤，骨折，风湿痛，淋巴腺炎

✱ **现代药理作用**[1]　抗肿瘤，镇痛

✚ **用法用量**　常用15～30克，水煎服，外用时鲜品适量捣烂敷在患处

参考文献

［1］万定荣. 民族药红四块瓦应用与研究概况［J］. 中国民族民间医药杂志，1998（2）：21-23.

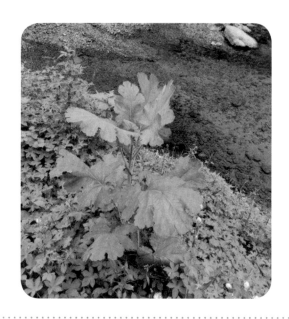

瑶药名称

博落回

 药用部分　　全株（有大毒）

采摘时间　　全年可采收

炮制方法　　洗净晒干即可

分布环境　　分布于三排、南岗、寨南，生于丘陵或低山草地、林边

瑶药功能　　散瘀，祛风，解毒，止痛，杀虫

瑶药主治　　跌打肿痛，风湿关节痛，龋齿痛，顽癣，滴虫性阴道炎及酒糟鼻

现代药理作用[1]　　抗菌，抗炎，抗肿瘤和改善肝功能

用法用量　　有大毒，不内服，外用时鲜品适量捣烂敷在患处

参考文献

[1] 周婉，印丽娟，贺安娜. 博落回生物碱及药理作用研究进展［C］//全国第六届（2015）侗族医药学术研讨会暨侗族医药理论培训会论文集，2015：81-85.

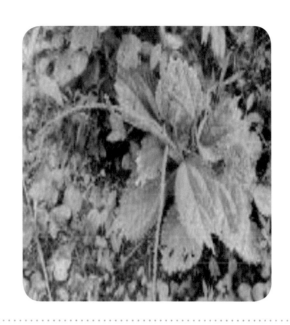

大接骨

🌱 **药用部分**　　全株

🗓 **采摘时间**　　全年可采收

✿ **炮制方法**　　洗净晒干即可

🍁 **分布环境**　　分布于三江、寨南、寨岗，生于林下、沟边或山坡草丛

✳ **瑶药功能**　　清热除湿，祛风止痒，活血调经

✴ **瑶药主治**　　风湿痹痛，湿疹，皮肤瘙痒，经闭，痞块，腹痛

⚛ **现代药理作用**[1]　　抗炎，抗菌，抗病毒，镇痛

✚ **用法用量**　　常用15～30克，水煎服，外用时鲜品适量捣烂敷在患处

参考文献

　　[1] 谢珍连，甘广玉，罗爱月，等. 大驳骨和落地生根及其配伍抗炎镇痛的实验研究 [J]. 中国医院药学杂志，2018，38（17）：1792-1795.

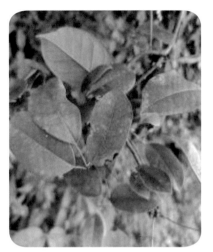
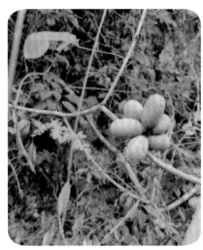

八月札

🏷 **药用部分**	果实
🗓 **采摘时间**	每年8—9月采收
⚜ **炮制方法**	洗净晒干即可
🍃 **分布环境**	分布于全县各镇（区），生于山地、山谷
✳ **瑶药功能**	舒肝理气，活血，散瘀止痛，除烦利尿
⚙ **瑶药主治**	肝胃气痛，胃热食呆，烦渴，腰痛，胁痛，疝气，绝经，子宫下坠
❄ **现代药理作用**[1]	抗菌，抗肿瘤，利尿，降血压，抗水肿，止泻
🧩 **用法用量**	常用10～30克，水煎服，外用时鲜品适量捣烂敷在患处

参考文献

　　[1] 王春玲，郑作文. 八月札抗肝癌活性部位的筛选 [J]. 中国现代应用药学，2021，38（7）：784-789.

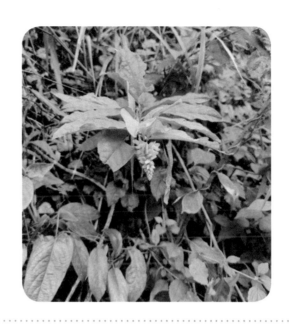

瑶药名称

黄花倒水莲

🌿 **药用部分** 全株

🔲 **采摘时间** 夏秋季节采收

✿ **炮制方法** 洗净晒干即可

❁ **分布环境** 分布于金坑、涡水、大坪，常生于石山林下，也生于山坡灌丛、疏林、沟谷中

✹ **瑶药功能** 补虚健脾，散瘀通络

⚙ **瑶药主治** 风湿痹痛，腰痛，月经不调，痛经，跌打损伤

⚛ **现代药理作用**[1] 调血脂，抗凝，抗氧化，降血糖，抗心肌损伤，保肝，抗病毒，抗炎，增强免疫力

✛ **用法用量** 常用10～30克，水煎服，外用时鲜品适量捣烂敷在患处

参考文献

[1] 钟吉强，狄斌，冯锋. 黄花倒水莲的化学成分 [J]. 中草药，2009（6）：844-846；罗泽宇，王炜. 黄花倒水莲的化学及药理研究进展 [J]. 药品评价，2004（3）：217-218，223.

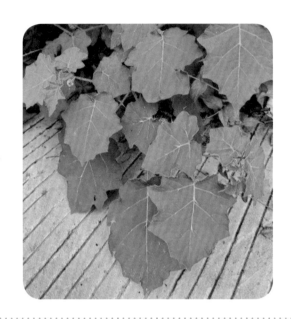

颠茄

药用部分	根、叶
采摘时间	全年可采收
炮制方法	洗净晒干即可
分布环境	分布于金坑、涡水、大坪，常生于石山林下，也生于山坡灌丛、疏林、沟谷中
瑶药功能	活血化瘀
瑶药主治	跌打损伤，外伤肿痛，骨折
现代药理作用	（暂时未见颠茄药理作用文献）
用法用量	常用5～15克，水煎服，外用时鲜品适量捣烂敷在患处

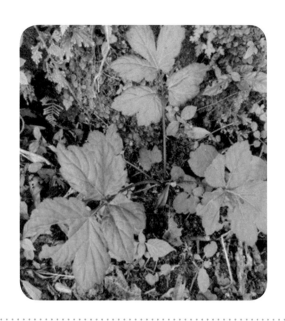

刘寄奴

🦴 **药用部分**　全株

🗓 **采摘时间**　夏秋季节采收

⚜ **炮制方法**　洗净晒干即可

🍁 **分布环境**　分布于金坑、三排、南岗、寨南、大麦山九寨，生于山坡路旁、林边湿润处

✳ **瑶药功能**　破血通经，消积，止血消肿

⚙ **瑶药主治**　血滞经闭，痛经，产后瘀血腹痛，症瘕，食积腹痛，跌打损伤，尿血，痈毒，烫伤

⚛ **现代药理作用**[1]　抗炎，抗菌，抗凝

➕ **用法用量**　常用5～10克，水煎服，外用时鲜品适量捣烂敷在患处

参考文献

[1] 赖庆. 刘寄奴药理研究及其临床应用进展 [J]. 浙江中医杂志，2015（7）：541-542.

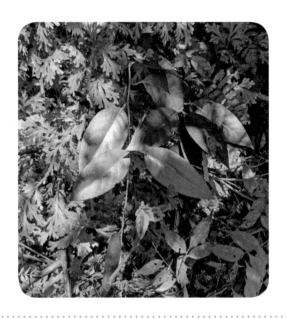

瑶药名称

黑老虎

- **药用部分**　根

- **采摘时间**　秋冬季节采挖

- **炮制方法**　洗净晒干即可

- **分布环境**　分布于南岗、寨南、三排，生于森林中

- **瑶药功能**　行气止痛，散瘀通络

- **瑶药主治**　胃、十二指肠溃疡，慢性胃炎，急性胃肠炎，风湿痹痛，跌打损伤，骨折，痛经，产后瘀血腹痛，疝气痛

- **现代药理作用**[1]　保肝护肝，抗肿瘤，抗艾滋病病毒，抗氧化，调节血脂，抗炎抗菌

- **用法用量**　常用10～20克，水煎服，外用时鲜品适量捣烂敷在患处

参考文献

[1]黄珊珊，黄晓玲，宋卉，等. 中药黑老虎的研究进展［J］. 海峡药学，2021，33（11）：38-40

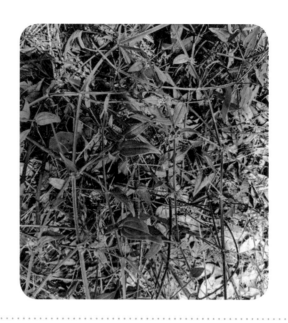

茜草

药用部分	根	
采摘时间	春秋季节采收	
炮制方法	洗净晒干即可	
分布环境	分布于全县各镇（区），生于灌丛中或溪边	
瑶药功能	凉血活血，祛瘀，通经	
瑶药主治	外伤出血，经闭瘀阻，关节痹痛，跌扑肿痛	
现代药理作用[1]	抗氧化，抗炎，抗肿瘤，抗感染，神经保护	
用法用量	常用10～20克，水煎服，外用时鲜品适量捣烂敷在患处	

参考文献

　　[1]李海峰，肖凌云，张菊，等. 茜草化学成分及其药理作用研究进展［J］. 中药材，2016，39（6）：1433-1436.

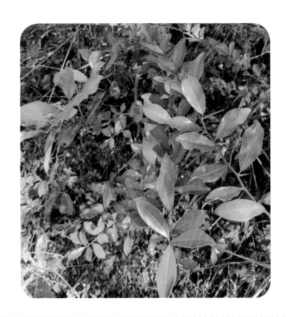

 瑶药名称

穿破石

🐾 **药用部分**　　根

▨ **采摘时间**　　全年可采挖

⚜ **炮制方法**　　洗净晒干切片即可

🌿 **分布环境**　　分布于全县各镇（区），生于山地林下、山沟或溪边处

✳ **瑶药功能**　　祛风利湿，活血通经

✴ **瑶药主治**　　风湿关节疼痛，黄疸，淋浊，蛊胀，闭经，劳伤咳血，跌打损伤，疔疮痈肿，痛风，腰椎间盘突出

✸ **现代药理作用**[1]　　抗炎，镇痛

➕ **用法用量**　　常用10～30克，水煎服，外用时鲜品适量捣烂敷在患处

参考文献

[1] 韦健全，罗莹，黄健，等. 穿破石抗炎镇痛活性观察及最大给药量测定 [J]. 中成药，2011，33（9）：1589-1592.

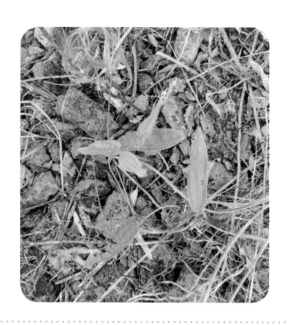

牛尾藤

🙎 **药用部分**　茎

🗓 **采摘时间**　夏秋季节采收

⚜ **炮制方法**　洗净晒干即可

🍃 **分布环境**　分布于全县各镇（区），多生于山坡灌丛中

✳ **瑶药功能**　活血调经，清热利湿，消肿解毒

⚙ **瑶药主治**　闭经，痢疾，腹泻，小儿头疮，皮肤瘙痒，跌打损伤，外伤出血，毒蛇
咬伤

✳ **现代药理作用**　（暂时未见牛尾藤药理作用文献）

✛ **用法用量**　常用15～30克，水煎服，外用时鲜品适量捣烂敷在患处

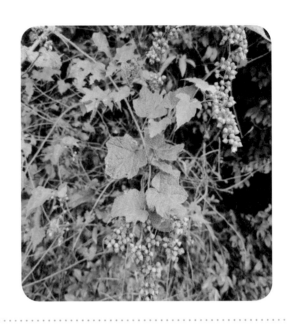

高粱泡

🧑 **药用部分**	根、叶
⬜ **采摘时间**	根在冬季采挖，叶在7—10月份采收
⚜ **炮制方法**	洗净晒干即可
🍃 **分布环境**	分布于全县各镇（区），多生于山坡灌丛中
✳ **瑶药功能**	活血调经，消肿解毒
⚙ **瑶药主治**	产后腹痛，血崩，产褥热，痛经，坐骨神经痛，风湿关节痛，偏瘫；叶外用治创伤出血
✡ **现代药理作用**	（暂时未见高粱泡药理作用文献）
➕ **用法用量**	常用15～30克，水煎服，外用时鲜品适量捣烂敷在患处

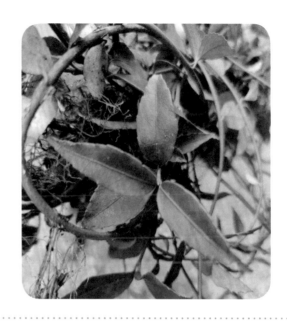

络石藤

🌰 **药用部分**　枝叶

🗓 **采摘时间**　全年可采收

⚜ **炮制方法**　洗净晒干即可

🍃 **分布环境**　分布于全县各镇（区），生于山谷或疏林中，常攀缘于树上或石上

✹ **瑶药功能**　祛风通络，凉血消肿

✿ **瑶药主治**　风湿热痹，筋脉拘挛，腰膝酸痛，喉痹，跌扑损伤

✵ **现代药理作用**[1]　　抗炎，镇痛，抑制异常免疫，抗风湿

🞉 **用法用量**　常用15～30克，水煎服，外用时鲜品适量捣烂敷在患处

参考文献

　　[1] 李金生，张茜，张涛，等. 中药络石藤的研究进展 [J]. 河北中医药学报，2016，31（2）：55-58.

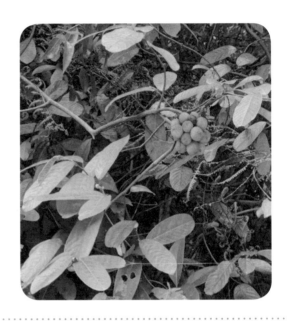

瑶药名称

打鼓锤

药用部分　茎、果实

采摘时间　茎全年可采收，果实在秋季采收

炮制方法　洗净晒干即可

分布环境　分布于全县各镇（区），生于山谷或灌丛中

瑶药功能　活血化瘀

瑶药主治　跌打损伤，关节痛，骨折

现代药理作用　（暂时未见打鼓锤药理作用文献）

用法用量　常用15～30克，水煎服，外用时鲜品适量捣烂敷在患处

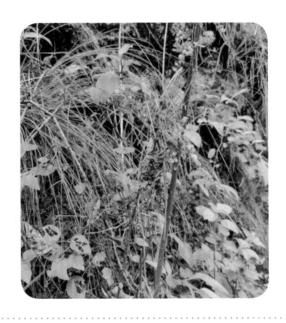

银锁匙

药用部分	根
采摘时间	秋冬季节采收
炮制方法	洗净晒干即可
分布环境	分布于全县各镇（区），生于山谷、疏林边
瑶药功能	活血止痛
瑶药主治	喉痛舌肿，风湿痹痛，胃腹疼痛，经闭痛经
现代药理作用	（暂时未见银锁匙药理作用文献）
用法用量	常用10～30克，水煎服，外用时鲜品适量捣烂敷在患处

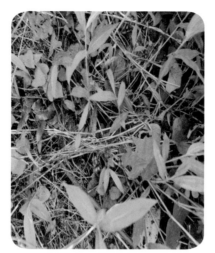

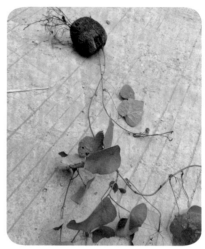

山乌龟

药用部分　　根块

采摘时间　　秋冬季节采收

炮制方法　　洗净晒干即可

分布环境　　分布于全县各镇（区），生于阴湿的山坡、路旁或灌丛中

瑶药功能　　散瘀止痛，清热解毒

瑶药主治　　胃痛，痢疾，咽痛，跌打损伤，疮疖痈肿，毒蛇咬伤

现代药理作用[1]　　抗菌，消炎，解热，抗癌，降压

用法用量　　常用15～30克，水煎服，外用时鲜品适量捣烂敷在患处

参考文献

　　[1]池源，田恬，李兴，等．山乌龟药用价值及组织培养研究进展［J］．中国民族民间医药，2008，17（12）：13-15.

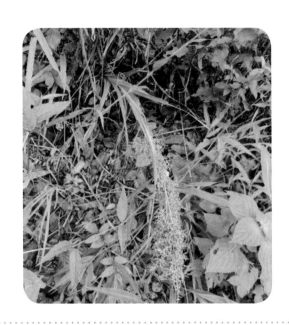

野高粱

药用部分　根茎或全株

采摘时间　秋冬季节采收

炮制方法　洗净晒干即可

分布环境　分布于全县各镇（区），生于山谷、疏林边

瑶药功能　活血散瘀，祛风除湿，行气止痛

瑶药主治　风湿痹痛，跌打损伤，胃痛

现代药理作用　（暂时未见野高粱药理作用文献）

用法用量　常用15～30克，水煎服，外用时鲜品适量捣烂敷在患处

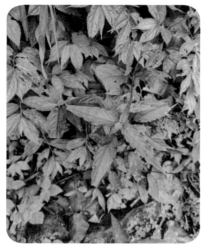

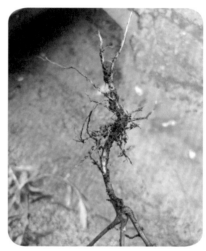

瑶药名称

牛膝

🌱 **药用部分**	根
⏳ **采摘时间**	秋冬季节采挖
⚜ **炮制方法**	洗净晒干即可
🍃 **分布环境**	分布于寨南，生于山谷、林谷或菜地旁处
✺ **瑶药功能**	逐瘀通经，补肝肾，强筋骨，利尿通淋，引血下行
✿ **瑶药主治**	经闭，痛经，腰膝酸痛，筋骨无力，淋症，水肿，头痛，眩晕，牙痛， 口疮，吐血，衄血
✪ **现代药理作用**[1]	免疫调节，兴奋子宫作用，抗炎、抗菌和镇痛，抗骨质疏松， 抗衰老
✚ **用法用量**	常用10～30克，水煎服，外用时鲜品适量捣烂敷在患处

参考文献

［1］杨柳，姜海，卢清秀，等. 牛膝药理作用的研究进展［J］. 生物技术世界，2012，10（12）：28，38；王立，薛冰，梁爽，等. 川牛膝药理作用的研究进展［C］//中国商品学会第五届全国中药商品学术大会论文集，2017：259-263.

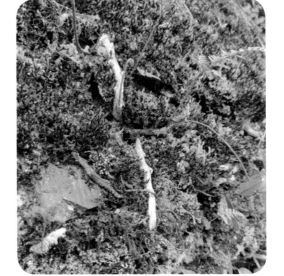

白毛蛇

🐾	**药用部分**	根状茎
🗓	**采摘时间**	夏秋季节采收
⚜	**炮制方法**	洗净晒干即可
🍁	**分布环境**	分布于盘石、寨南、金坑，附生于树上或岩石上
✳	**瑶药功能**	祛风除湿，止血，利尿
⚙	**瑶药主治**	内服治疗风湿性关节炎，慢性腰腿痛，腰肌劳损，跌打损伤，骨折，黄疸型肝炎，吐血，便血，血尿，外用可治疗疮疖
⚛	**现代药理作用**	（暂时未见白毛蛇药理作用文献）
✚	**用法用量**	常用10～30克，水煎服，外用时鲜品适量捣烂敷在患处

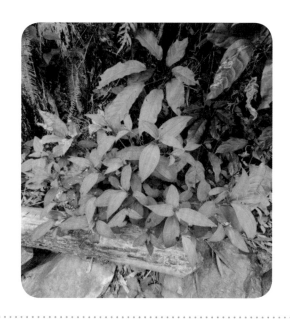

野牡丹

药用部分 根及全株

采摘时间 全年可采收

炮制方法 洗净晒干即可

分布环境 分布于南岗,生于山坡林下

瑶药功能 活血止血,清热解毒

瑶药主治 跌打肿痛,外伤出血,衄血,咳血,吐血,便血,月经过多,崩漏,产后腹痛,白带,乳汁不下,血栓性脉管炎,肠痈,疮肿,毒蛇咬伤

现代药理作用[1] 抗炎,抗菌,抗衰老

用法用量 常用15～30克,水煎服,外用时鲜品适量捣烂敷在患处

参考文献

[1] 刘慧,符健. 野牡丹的研究进展 [J]. 中医药导报,2008,14(12):90-91.

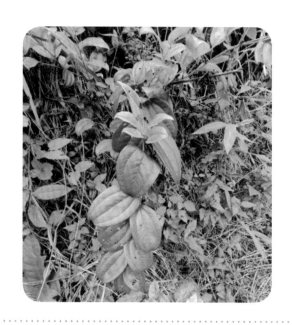

瑶药名称

金刚藤

🔹 **药用部分**　枝叶

🔲 **采摘时间**　全年可采收

✤ **炮制方法**　洗净晒干即可

🍁 **分布环境**　分布于金坑、南岗，生于灌丛、林缘或山坡地

✳ **瑶药功能**　祛风，活血，解毒

✤ **瑶药主治**　风湿腰腿痛，跌打损伤

✤ **现代药理作用**[1]　抗炎，抗肿瘤，抗氧化，调节肠运动，抗肝纤维化，抗急性痛风关节炎，调节细胞免疫及促性腺激素

✚ **用法用量**　常用15～30克，水煎服，外用时鲜品适量捣烂敷在患处

参考文献

[1] 朱应怀，胡建平，李正翔. 金刚藤的现代药学研究及临床应用进展 [J]. 海峡药学，2021，33（4）：42-46.

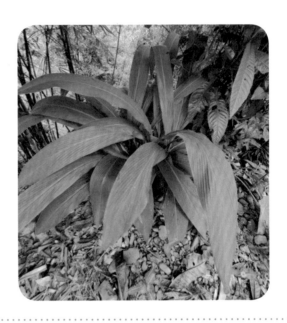

姜黄

🌿 **药用部分**　根、叶

📋 **采摘时间**　根在冬季采挖，叶在夏秋采收

⚜ **炮制方法**　洗净晒干即可

🍃 **分布环境**　分布于涡水、金坑、南岗，生于山谷、溪边及林下

✳ **瑶药功能**　破血行气，通经止痛

⚙ **瑶药主治**　胸胁刺痛，胸痹心痛，痛经，经闭，症瘕，风湿肩臂疼痛，跌扑肿痛

✴ **现代药理作用**[1]　抗肿瘤，抗炎，抗氧化，抗菌，神经保护

🔰 **用法用量**　常用10～30克，水煎服，外用时鲜品适量捣烂敷在患处

参考文献

[1] 王颖，郭兰萍，黄璐琦，等. 姜黄、莪术、郁金的化学成分与药理作用研究进展[J]. 中国药房，2013，24（35）：3338-3341.

白背叶

🏺 **药用部分**　　根和叶

📅 **采摘时间**　　全年可采收

✿ **炮制方法**　　洗净晒干即可

🍃 **分布环境**　　分布于全县各镇（区），生于山坡地、林缘和灌丛中

✳ **瑶药功能**　　柔肝活血，健脾化湿，收敛固脱，消炎止血

✿ **瑶药主治**　　跌打损伤，外伤出血，慢性肝炎，肝脾肿大，子宫脱垂，脱肛，白带，妊娠水肿，中耳炎，疖肿

⚛ **现代药理作用**[1]　　抗炎，抗菌驱虫，抗肿瘤，保肝，止血

🧩 **用法用量**　　常用10～30克，水煎服，外用时鲜品适量捣烂敷在患处

参考文献

[1]章波，檀燕君，梁秋云，等. 白背叶化学成分与药理活性的研究进展[J]. 中华中医药杂志，2019，34（8）：3650-3654.

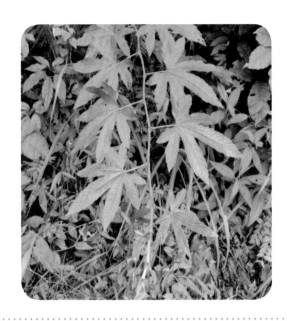

瑶药名称

七爪风

药用部分　全株

采摘时间　全年可采收

炮制方法　洗净晒干即可

分布环境　分布于金坑、三排、大坪，生于干燥山坡、旷野

瑶药功能　祛风除湿，活血通络

瑶药主治　风寒湿痹，四肢关节痛，中风偏瘫，肢体麻木，活动障碍，转侧困难

现代药理作用　（暂时未见七爪风药理作用文献）

用法用量　常用15～60克，水煎服，外用时鲜品适量捣烂敷在患处

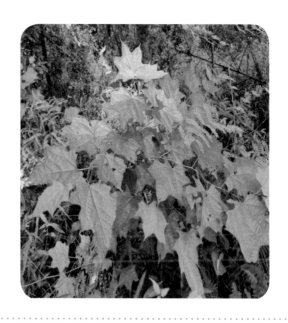

八角枫

🐾 **药用部分**	根、茎和叶（有小毒）
🗓 **采摘时间**	全年可采收
⚜ **炮制方法**	洗净晒干即可
🍃 **分布环境**	分布于三排，生于丘陵阴湿的杂木林中或岩石旁
❋ **瑶药功能**	祛风除湿，舒筋活络，散瘀止痛
❀ **瑶药主治**	风湿痹痛，肢体麻木，跌打损伤
❋ **现代药理作用**[1]	肌松及收缩平滑肌，抗炎镇痛，中枢抑制，抗癌，抗菌
⊕ **用法用量**	常用3～9克，水煎服，外用时鲜品适量捣烂敷在患处

参考文献

　　[1]蒙燕瑶，杜洪志，王小波，等. 苗药八角枫化学成分及药理作用研究进展［J］. 微量元素与健康研究，2021，38（3）：40-43.

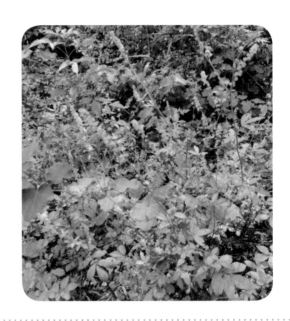

仙鹤草

药用部分	全株
采摘时间	夏秋季节采收
炮制方法	洗净晒干即可
分布环境	分布于全县各镇（区），生于山坡、路旁和草地
瑶药功能	收敛止血
瑶药主治	咯血，吐血，崩漏下血，颈椎病，腰痛
现代药理作用[1]	降糖，抗肿瘤，抗炎镇痛，灭菌杀虫，止血，抗疟，抗氧化，抗心律失常，抑制血小板聚集和降血压
用法用量	常用10～30克，水煎服，外用时鲜品适量捣烂敷在患处

参考文献

[1] 陈文鹏，卢健棋，庞延，等. 仙鹤草化学成分、药理作用及临床应用研究进展 [J]. 辽宁中医药大学学报，2022，24(6)：118-122.

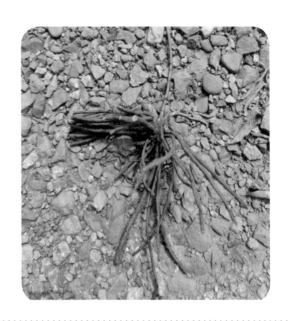

威灵仙

🐚 **药用部分**　　根

🔲 **采摘时间**　　夏秋季节采收

✤ **炮制方法**　　洗净晒干即可

🍁 **分布环境**　　分布于全县各镇（区），生于山谷、山坡林边、灌丛中或沟边处

✳ **瑶药功能**　　祛风湿，通经络

⚙ **瑶药主治**　　风湿痹痛，肢体麻木，筋脉拘挛，屈伸不利

✺ **现代药理作用**[1]　　抗炎，镇痛，抗肿瘤，抗菌，利胆，保护软骨，免疫抑制，解
　　　　　　　　　　　　痉，降糖

✛ **用法用量**　　常用10～30克，水煎服，外用时鲜品适量捣烂敷在患处

参考文献

　　[1] 付强，王萍，杜宇凤，等. 威灵仙化学成分及其药理活性最新研究进展 [J]. 成都大学学报
（自然科学版），2018，37（2）：113-119.

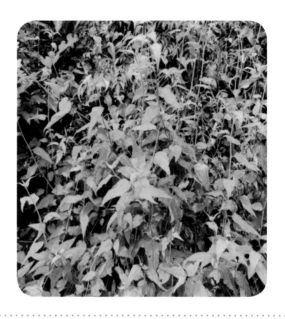

千里香

🏺 **药用部分**　全株

🗓 **采摘时间**　全年可采收

⚜ **炮制方法**　洗净晒干即可

❀ **分布环境**　分布于三排、南岗、寨岗、大麦山九寨、大坪，生于路旁、草丛及旷野间

✹ **瑶药功能**　行气止痛，活血散瘀

✿ **瑶药主治**　胃痛，风湿痹痛，跌打损伤

✴ **现代药理作用**[1]　抗生育，抗炎镇痛，抗菌杀虫

➕ **用法用量**　常用10～30克，水煎服，外用时鲜品适量捣烂敷在患处

参考文献

[1] 梁海珍，刘冰语，屠鹏飞，等. 中药九里香的研究进展 [J]. 中国医院用药评价与分析，2016，16(11)：1441-1446.

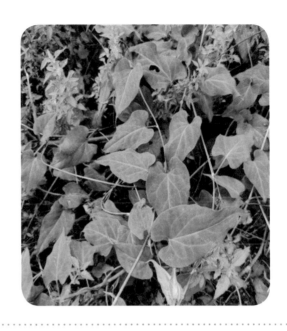

夜交藤

🔹 **药用部分**　　藤茎

⌛ **采摘时间**　　全年可采收

⚜ **炮制方法**　　洗净晒干即可

❇ **分布环境**　　分布于全县各镇（区），生于灌丛中、山脚阴处或石隙中

✳ **瑶药功能**　　祛风通络

✤ **瑶药主治**　　血虚身痛，风湿痹痛，外治皮肤瘙痒

❄ **现代药理作用**[1]　　镇静催眠，降糖降脂，抗炎，抗氧化

✚ **用法用量**　　常用10～30克，水煎服，外用时鲜品适量捣烂敷在患处

参考文献

　　[1]李明超，付亚轩，张新宇，等. 夜交藤化学成分及其药理活性研究进展[J]. 云南中医中药杂志，2018，39（3）：81-84.

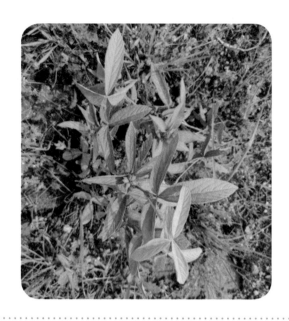

瑶药名称

千斤拔

🌰 **药用部分**　　根

🏛 **采摘时间**　　秋冬季节采挖

⚜ **炮制方法**　　洗净晒干即可

🌿 **分布环境**　　分布于三排、南岗、金坑，生于山坡草丛或灌丛中

✳ **瑶药功能**　　祛风利湿，消瘀

✿ **瑶药主治**　　风湿痹痛，慢性肾炎，跌打损伤，痈肿

✴ **现代药理作用**[1]　　镇痛抗炎，调节内分泌，抗肿瘤，抗疲劳，抑制血栓形成，调节血脂代谢，保护脑细胞，保肝，修复损伤神经，吗啡依赖戒断作用

✚ **用法用量**　　常用15～30克，水煎服，外用时鲜品适量捣烂敷在患处

参考文献

　　[1] 彭开锋，张鹏，阳苗，等. 千斤拔药理作用研究进展 [J]. 中国医院用药评价与分析，2016，16（S1）：251.

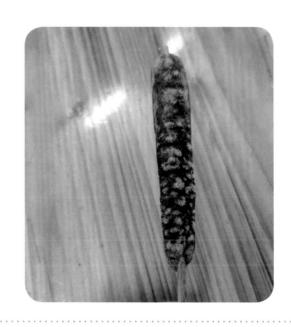

水蜡烛

🌿 **药用部分**	花粉
🏛 **采摘时间**	5—9月采收
⚜ **炮制方法**	洗净晒干即可
🌿 **分布环境**	分布于寨南、寨岗，生于池沼、水边及浅沼泽中
✳ **瑶药功能**	凉血止血，活血消瘀
⚙ **瑶药主治**	外伤出血，经闭，痛经，脘腹刺痛，跌打肿痛，关节痛
✴ **现代药理作用**[1]	镇痛，抗凝促凝（与浓度有关），促进血液循环，降低血脂，抗动脉粥样硬化，保护高脂血症所致的血管内皮损伤，兴奋子宫收缩，增强免疫力
✚ **用法用量**	晒干外用做隔物灸

参考文献

[1] 焦增华，杨亚军，刘希望，等. 蒲黄药理作用研究进展 [J]. 中兽医医药杂志，2017，36（3）：85-88.

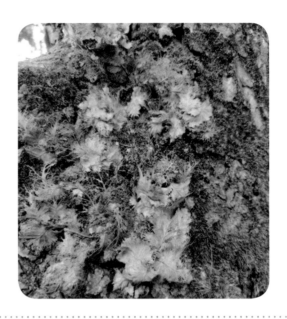

骨碎补

药用部分 根状茎

采摘时间 冬、春可采收

炮制方法 洗净晒干即可

分布环境 分布于全县各镇（区），生于山林石壁上或树上

瑶药功能 补肾强骨，续伤止痛

瑶药主治 跌扑闪挫，筋骨折伤，外治斑秃、白癜风

现代药理作用[1] 抗骨质疏松，促进骨折愈合，肾保护，抗炎，促进牙齿生长，防治氨基糖苷类耳毒性以及降血脂

用法用量 常用10～20克，水煎服，外用时鲜品适量捣烂敷在患处

参考文献

[1]谌顺清，梁伟，张雪妹，等. 骨碎补化学成分和药理作用研究进展［J］. 中国中药杂志，2021，46（11）：2737－2745.

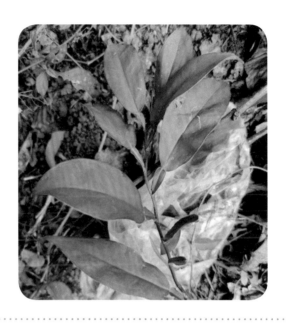

瑶药名称

石柑子

药用部分	茎叶
采摘时间	全年可采收
炮制方法	洗净晒干即可
分布环境	分布于全县各镇（区），生于山地、路旁或村边
瑶药功能	祛风除湿，活血散瘀，消积，止咳
瑶药主治	风湿痹痛，跌打损伤，骨折，小儿疳积
现代药理作用[1]	抗肿瘤，抗炎镇痛，抗血糖，体外抗氧化，抗蛇毒
用法用量	常用10～30克，水煎服，外用时鲜品适量捣烂敷在患处

参考文献

［1］陈雪. 瑶药石柑子的化学成分及抗炎活性研究［D］. 广州：广州中医药大学，2017.

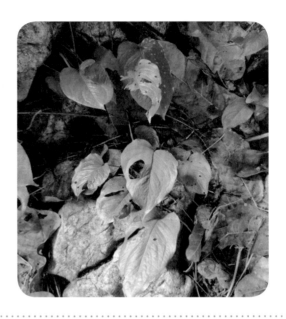

滴水珠

药用部分 全株

采摘时间 全年可采收

炮制方法 洗净晒干即可

分布环境 分布于全县各镇（区），生长于山谷林中

瑶药功能 止痛，行瘀，消肿

瑶药主治 头痛，胃痛，腹痛，腰痛，跌打损伤，乳痈，肿毒，心脏病

现代药理作用[1] 止咳祛痰，镇吐，抗癌，抗生育，抗早孕，抗心律失常，抗炎，凝血

用法用量 常用10～30克，水煎服，外用时鲜品适量捣烂敷在患处

参考文献

[1] 王琦. 滴水珠化学成分及质量控制方法研究 [D]. 沈阳：沈阳药科大学，2009.

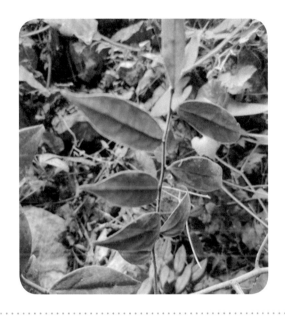

瑶药名称

青风藤

🌿 **药用部分**　　全株

📅 **采摘时间**　　全年可采收

⚜ **炮制方法**　　洗净晒干即可

🍁 **分布环境**　　分布于全县各镇（区），生于林中或灌丛中

✳ **瑶药功能**　　祛风湿，通经络

⚙ **瑶药主治**　　风湿痹痛，关节肿胀，麻痹瘙痒

⚛ **现代药理作用**[1]　　抗炎，镇痛，镇静，降压，调节免疫，抗心律失常

➕ **用法用量**　　常用15～30克，水煎服，外用时鲜品适量捣烂敷在患处

参考文献

　　[1] 孙霞，于晓佳，邱明丰，等. 青风藤药理与临床研究进展 [J]. 中国中西医结合外科杂志，2005，11（4）：363-364.

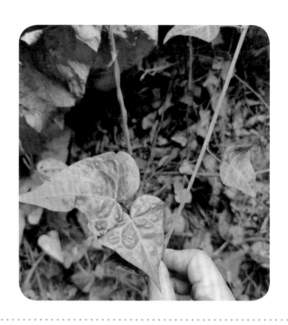

常春藤

药用部分　全株

采摘时间　全年可采收

炮制方法　洗净晒干即可

分布环境　分布于全县各镇（区），生于林中或灌丛中

瑶药功能　祛风，利湿

瑶药主治　风湿性关节炎，肝炎

现代药理作用[1]　抗炎，抗菌，抗病毒，抗肿瘤，抗生育，溶血，调节免疫

用法用量　常用15～30克，水煎服，外用时鲜品适量捣烂敷在患处

参考文献

[1] 童星. 中华常春藤中皂苷类成分和挥发油分离分析研究 [D]. 长沙：中南大学，2007.

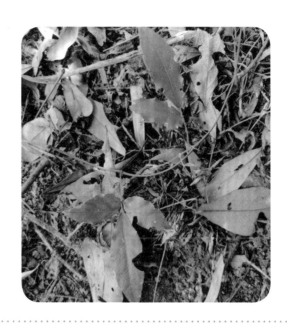

三叶金

🌸 **药用部分**　全株

📅 **采摘时间**　秋季及冬初采收

⚜ **炮制方法**　洗净晒干即可

🍁 **分布环境**　分布于全县各镇（区），生于林中或灌丛中

✴ **瑶药功能**　补肾，止泻，止血

✿ **瑶药主治**　肾虚腰痛，泄泻，外伤出血

⚛ **现代药理作用**　（暂时未见三叶金药理作用文献）

➕ **用法用量**　常用10～20克，水煎服，外用时鲜品适量捣烂敷在患处

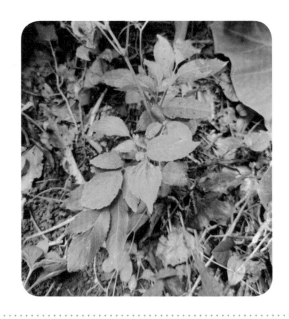

走马风

🌰 **药用部分**　　全株

▣ **采摘时间**　　全年可采收

✦ **炮制方法**　　洗净晒干即可

🍁 **分布环境**　　分布于寨南、涡水，生于林下

✳ **瑶药功能**　　祛风除湿，通络止痛

✿ **瑶药主治**　　头风头痛，风寒湿痹，关节酸痛，跌打损伤，痈肿疮疖，湿疹，蛇伤

❋ **现代药理作用**[1]　　抗肿瘤，抗病原生物，抗炎镇痛

✚ **用法用量**　　常用15～30克，水煎服，外用时鲜品适量捣烂敷在患处

参考文献

[1] 莫单丹，周小雷，唐炳兰，等. 走马风化学成分的研究 [J]. 中成药，2018，40（10）：2219-2221.

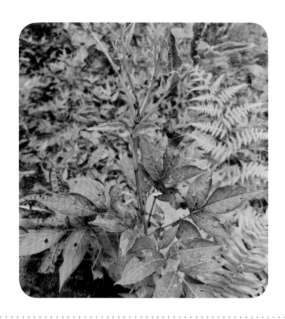

接骨木

🌿 **药用部分**	全株
📅 **采摘时间**	全年可采收
✿ **炮制方法**	洗净晒干即可
🍁 **分布环境**	分布于三江、寨南、寨岗，生于林下、沟边或山坡草丛
✺ **瑶药功能**	祛风利湿，活血止痛
✿ **瑶药主治**	风湿筋骨痛，腰痛，水肿，风疹，瘾疹，产后血晕，跌打肿痛，骨折，创伤出血
✦ **现代药理作用**[1]	抗氧化，抗骨质疏松，抗炎，抗病毒，抗真菌，降血压，降血脂，降血糖及促进骨折愈合
✚ **用法用量**	常用15～30克，水煎服，外用时鲜品适量捣烂敷在患处

参考文献

[1] 魏鑫鑫，姚俊修，吴德军，等. 接骨木活性成分及其生物活性研究进展 [J]. 食品研究与开发，2022，43(20)：218-224.

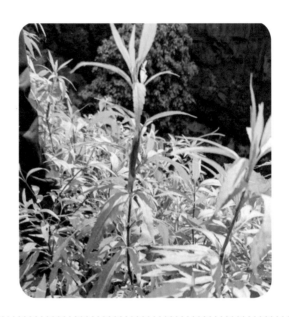

瑶药名称

驳骨草

 药用部分　全株

采摘时间　全年可采收

炮制方法　洗净晒干即可

分布环境　分布于涡水、盘石、金坑的山坡湿地或疏林下

瑶药功能　清热解毒，祛风止痛

瑶药主治　风湿骨痛，跌打伤折

现代药理作用　（暂时未见驳骨草药理作用文献）

用法用量　常用15～30克，水煎服，外用时鲜品适量捣烂敷在患处

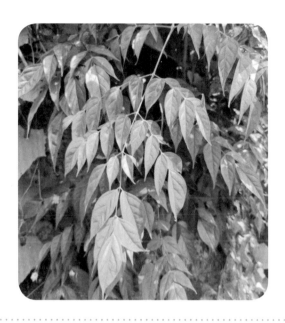

瑶药名称

菜豆树

药用部分　根和枝叶

采摘时间　全年可采收

炮制方法　洗净晒干即可

分布环境　分布于全县各镇（区），生于山地或村边

瑶药功能　凉血，消肿

瑶药主治　跌打损伤，毒蛇咬伤

现代药理作用　（暂时未见菜豆树药理作用文献）

用法用量　常用15～30克，水煎服，外用时鲜品适量捣烂敷在患处

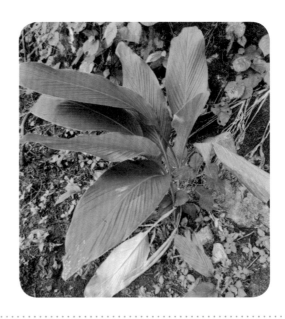

瑶药名称

郁金

- 🏺 **药用部分**　根、叶

- 📅 **采摘时间**　根在冬季采挖，叶在夏秋采收

- ⚜ **炮制方法**　洗净晒干即可

- 🍁 **分布环境**　分布于涡水、金坑、南岗，生于山谷、溪边及林下

- ✳ **瑶药功能**　活血止痛，行气解郁

- ❀ **瑶药主治**　胸胁刺痛，胸痹心痛，经闭痛经，乳房胀痛

- ✺ **现代药理作用**[1]　抗肿瘤，抗炎镇痛，抗病毒，降血脂，保护心血管系统，保护神经，抗氧化，保肝

- ➕ **用法用量**　常用10～30克，水煎服，外用时鲜品适量捣烂敷在患处

参考文献

[1] 袁晓旭，杨明明，赵桂琴. 郁金化学成分及药理作用研究进展 [J]. 承德医学院学报，2016，33（6）：487-489.

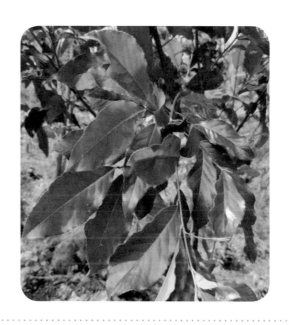

九里香

药用部分 枝叶、根茎

采摘时间 全年可采收

炮制方法 洗净晒干即可

分布环境 分布于三排、南岗、寨岗、大麦山九寨、大坪，生于路旁、草丛及旷野间

瑶药功能 行气活血，散瘀止痛，解毒消肿

瑶药主治 跌打肿痛，风湿骨痛，胃痛，牙痛，破伤风

现代药理作用[1] 杀虫，消炎镇痛，抗菌及抗氧化

用法用量 常用10～30克，水煎服，外用时鲜品适量捣烂敷在患处

参考文献

［1］梁海珍，刘冰语，屠鹏飞，等. 中药九里香的研究进展［J］. 中国医院用药评价与分析，2016，16（11）：1441-1446.

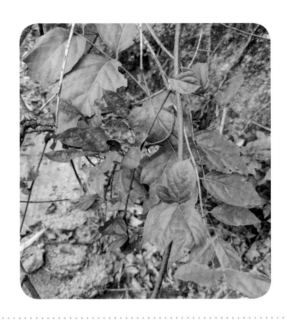

瑶药名称

鸡血藤

药用部分	根和藤
采摘时间	全年可采收
炮制方法	洗净晒干即可
分布环境	分布于全县大部分地区，生于山野间
瑶药功能	活血补血，调经止痛，舒筋活络
瑶药主治	月经不调，痛经，经闭，风湿痹痛，麻木瘫痪
现代药理作用[1]	造血补血，抗血小板聚集，调节脂质代谢，保护心脑血管，抗炎镇痛，抗肿瘤，抗氧化，抗病毒，调节酪氨酸酶活性以及抗抑郁
用法用量	常用15～60克，水煎服，外用时鲜品适量捣烂敷在患处

参考文献

[1]黄裕茵，赖正权，蔡雨峰，等. 鸡血藤化学成分及药理作用研究进展[J]. 按摩与康复医学，2022，13(5)：70-74，80.

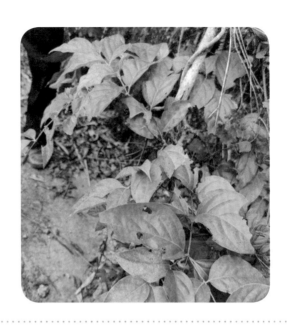

断肠草

药用部分	全株（剧毒）
采摘时间	全年可采收
炮制方法	洗净晒干，极少量入散剂
分布环境	分布于全县各镇（区），生于丘陵、疏林或灌丛
瑶药功能	破积拔毒，祛瘀止痛，杀虫止痒
瑶药主治	跌打损伤，风湿痹痛，神经痛
现代药理作用[1]	抗肿瘤，调节免疫，镇静镇痛，促进造血功能，扩瞳
用法用量	有毒不内服，外用时鲜品适量捣烂敷在患处

参考文献

[1] 李浩，王永庆，张顺国，等. 金庸武侠小说中情花和断肠草药理作用浅析 [J]. 亚太传统医药，2016，12（5）：61-64.

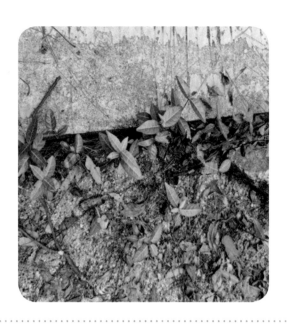

宽筋藤

药用部分 根和藤

采摘时间 全年可采收

炮制方法 洗净晒干即可

分布环境 分布于全县大部分地区，生于山野间

瑶药功能 活血止痛

瑶药主治 筋骨久伤不能伸屈

现代药理作用[1] 抗炎镇痛，抗利什曼病，抗氧化，抗辐射，保肝，调节免疫，阻止环磷酰胺引起的贫血

用法用量 常用15～30克，水煎服，外用时鲜品适量捣烂敷在患处

参考文献

[1] 吴凤荣，曾聪彦，戴卫波. 宽筋藤的药理作用和临床应用研究进展 [J]. 中国执业药师，2014(12): 37-40.

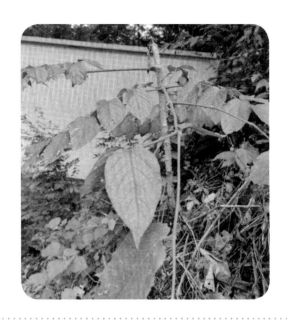

瑶药名称

鸟不企

🐟	**药用部分**	根、叶
🗓	**采摘时间**	全年可采收
✿	**炮制方法**	洗净晒干即可
🍃	**分布环境**	分布于全县各镇（区），生于疏林中
✳	**瑶药功能**	祛风除湿，活血通经，解毒消肿
⚙	**瑶药主治**	风湿痹痛，腰腿酸痛，湿热黄疸，水肿，淋浊，带下，闭经，产后风痛，跌打肿痛，胃脘痛，咽喉肿痛，牙龈肿痛
❄	**现代药理作用**	（暂时未见鸟不企药理作用文献）
➕	**用法用量**	常用15～30克，水煎服，外用时鲜品适量捣烂敷在患处

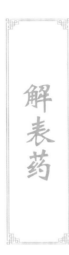

解表药

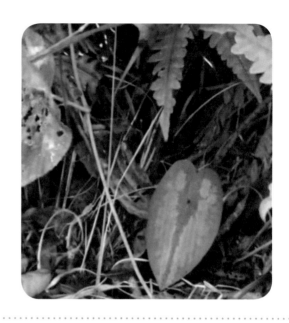

细辛

🌿 **药用部分** 　根

🗓 **采摘时间** 　秋季采收

🍃 **炮制方法** 　洗净晒干即可

🍂 **分布环境** 　分布于涡水、金坑、南岗，生于山谷间、溪边或山坡林下阴湿有腐殖质

　　　　　　　　土壤上

✹ **瑶药功能** 　祛风散寒，行水

⚙ **瑶药主治** 　感冒，头痛，水肿，腹痛，关节痛，跌打损伤

⚛ **现代药理作用**[1] 　镇痛，抗炎，止咳，平喘，抗病毒，抗菌，镇静，抗氧化，抗

　　　　　　　　　抑郁，降血压，抑制癌细胞

✚ **用法用量** 　常用3～10克，水煎服，外用时鲜品适量捣烂敷在患处

参考文献

[1]吴昊，温晓茵，颜鹏，等. 细辛的化学成分及药理作用研究进展［J］. 中国实验方剂学杂志，2021，27（4）：186-195.

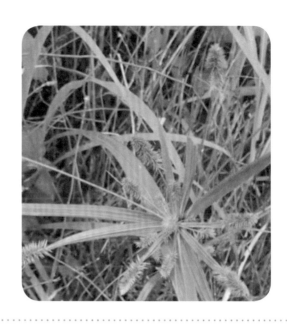

三棱草

药用部分	全株
采摘时间	全年可采收
炮制方法	洗净晒干即可
分布环境	分布于全县各镇（区）的田野、荒地、水边
瑶药功能	解表透疹，催生
瑶药主治	感冒发热，头痛，难产，胞衣不下
现代药理作用	（暂时未见三棱草药理作用文献）
用法用量	常用15～30克，水煎服，外用时鲜品适量捣烂敷在患处

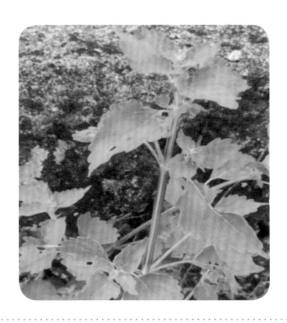

瑶药名称

广防风

药用部分	全株
采摘时间	夏秋季节采收
炮制方法	洗净晒干即可
分布环境	分布于全县各镇（区），生于林缘或荒地、路边、田边
瑶药功能	祛风解表，理气止痛
瑶药主治	感冒，头痛，腹胀，皮疹，关节痛
现代药理作用[1]	解热，镇静镇痛，抗微生物，抗炎，抗氧化，抗肿瘤，免疫调节，抗凝血，抗过敏，抗动脉粥样硬化
用法用量	常用10～20克，水煎服，外用时鲜品适量捣烂敷在患处

参考文献

[1] 刘双利，姜程曦，赵岩，等. 防风化学成分及其药理作用研究进展 [J]. 中草药，2017，48（10）：2146-2152.

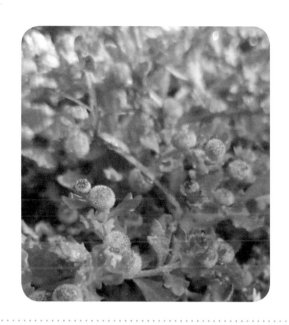

鹅不食草

🦢 **药用部分**　全株

▣ **采摘时间**　秋季采收

✤ **炮制方法**　洗净晒干即可

❀ **分布环境**　分布于全县各镇（区），生于水田中或水田边

✹ **瑶药功能**　发散风寒，通鼻窍

✿ **瑶药主治**　感冒，鼻炎，鼻塞不通，头痛，关节痛

✺ **现代药理作用**[1]　　抗过敏，抗炎，抗肿瘤，抗诱变，细胞毒素作用，保护肝脏，抗菌，保护急性肺损伤

✜ **用法用量**　常用10～20克，水煎服，外用时鲜品适量捣烂敷在患处

参考文献

　　[1]林远灿，高明．鹅不食草的化学成分及药理研究进展[J]．浙江中医药大学学报，2011，35（2）：303-304.

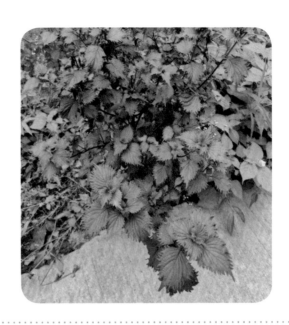

紫苏

🔖 **药用部分**　叶、梗和种子

🗓 **采摘时间**　叶、梗全年可采收，种子在9—10月采收

⚜ **炮制方法**　洗净晒干即可

🍁 **分布环境**　分布于寨南、南岗和三江，生于村边、路旁或山地

✳ **瑶药功能**　解表散寒，行气和胃

⚙ **瑶药主治**　风寒感冒，咳嗽呕恶，妊娠呕吐，鱼蟹中毒

❇ **现代药理作用**[1]　抗氧化，抗衰老，抗菌，抗炎，抗过敏，抗肿瘤，降脂降糖，抗动脉粥样硬化，保护神经系统，保护肾脏

➕ **用法用量**　常用10～20克，水煎服，外用时鲜品适量捣烂敷在患处

参考文献

[1]唐飞，冯五文，敖慧. 紫苏叶药理作用研究进展[J]. 成都中医药大学学报，2021，44（4）：93-97，112.

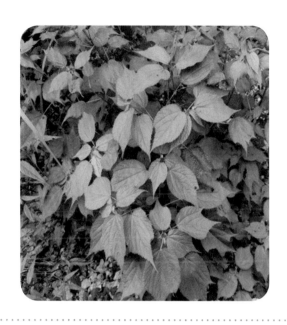

野升麻

药用部分　肉质根

采摘时间　秋冬季节采挖

炮制方法　洗净晒干即可

分布环境　分布于寨南，生于山坡、林荫下及路旁

瑶药功能　发表透疹，清热解毒，升举清阳

瑶药主治　热感冒，小儿麻疹，热毒斑疹，咽喉肿痛，痈肿疮疡，阳明头痛，久泄脱肛，女子崩漏、白带异常

现代药理作用[1]　抗炎，抗病毒，调节胃肠动力，抗肿瘤，抗抑郁，抗骨质疏松，抗氧化

用法用量　常用10～20克，水煎服，外用时鲜品适量捣烂敷在患处

参考文献

[1] 梁煜，赵远红. 升麻的功效及药理作用研究进展 [J]. 河南中医，2021，41(3)：474-477.

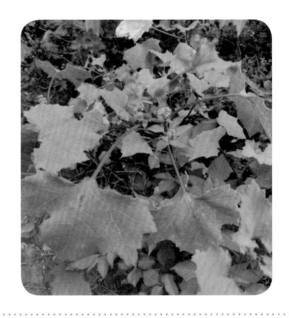

苍耳子

药用部分 果实（有小毒）

采摘时间 9—10月采收

炮制方法 洗净晒干即可

分布环境 分布于香坪、南岗、大坪、寨岗，生于路旁、平原草地、村边、田边、荒地

瑶药功能 发散风寒，通鼻窍，祛风湿，止痛

瑶药主治 风寒感冒，鼻渊，风湿痹痛，风疹瘙痒等

现代药理作用[1] 降血糖，抗过敏，抗菌，抗炎，镇痛，抗肿瘤

用法用量 常用5～15克，水煎服，外用时鲜品适量捣烂敷在患处

参考文献

[1]庄延双，胡静，蔡皓，等. 苍耳子化学成分及药理作用研究进展［J］. 南京中医药大学学报，2017，33（4）：428-432.

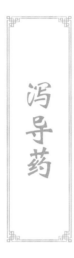

泻导药

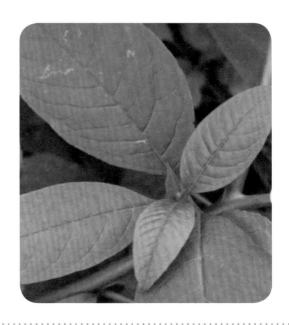

商陆

 药用部分　块根（有毒）

采摘时间　全年可采收

炮制方法　洗净晒干即可

分布环境　分布于南岗、寨南、三排，生于阴湿的林下、路旁或石丛中

瑶药功能　通二便，逐水，散结

瑶药主治　水肿，腹水，二便不通，肿瘤

现代药理作用[1]　利尿泻下，保护肝脏，保护肺脏，抗神经系统炎性，抗菌，抗病毒，抗肿瘤，调节代谢

用法用量　常用3～9克，水煎服，外用时鲜品适量捣烂敷在患处

参考文献

［1］吕瑞华，冯昭，马添翼，等. 商陆的研究进展［J］. 中草药，2020，51（18）：4798-4808.

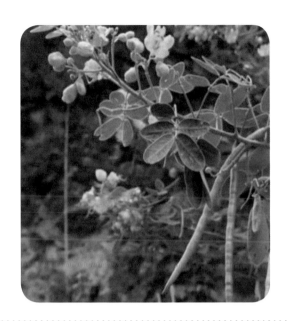

决明子

🎐 **药用部分**	种子
🗓 **采摘时间**	秋季采收
⚜ **炮制方法**	洗净晒干即可
🍂 **分布环境**	分布于全县各镇（区），生于村边、路旁、山坡荒地及田边
✳ **瑶药功能**	润肠通便，清肝明目
⚙ **瑶药主治**	大便硬结，头晕，头痛，视物模糊，夜盲
✦ **现代药理作用**[1]	降血压，降血脂，清肝明目，抗衰老，抑制肥胖，抗肿瘤，改善肾功能
➕ **用法用量**	常用15～30克，水煎服，外用时鲜品适量捣烂敷在患处

参考文献

[1] 李春晓，王月明，韦东来，等. 决明子的主要化学成分和药理作用研究进展 [J]. 现代农业研究，2018（6）：47-50.

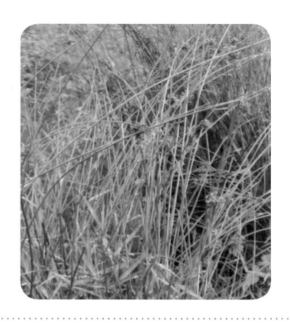

瑶药名称

灯心草

🍐 **药用部分**　　全株

🗓 **采摘时间**　　秋季采收

❀ **炮制方法**　　洗净晒干即可

🍃 **分布环境**　　分布于金坑、涡水、寨南，生于塘边、田边潮湿处

❋ **瑶药功能**　　利尿，清凉，镇静作用

❀ **瑶药主治**　　小便不利，失眠，烦躁

✦ **现代药理作用**[1]　　镇静，抗癌，抗炎，抑菌，抗氧化，抑藻，抗口干燥症，抑制破骨细胞形成，抑制有机阴离子转运蛋白

➕ **用法用量**　　常用1～3克，水煎服，外用时鲜品适量捣烂敷在患处或晒干可做灸法

参考文献

[1]张宝，马晓，唐娟，等. 灯心草的化学成分、药理活性及临床应用研究进展［J］. 中草药，2021，52（21）：6701-6716.

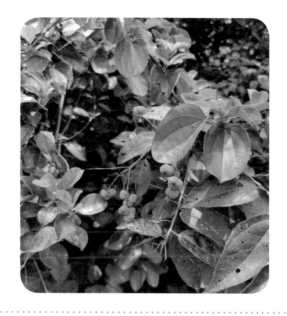

巴豆

药用部分 种子（有毒）

采摘时间 秋季采收

炮制方法 洗净晒干即可

分布环境 分布于三排、南岗、金坑、寨南，生于山坡、丘陵、疏林中

瑶药功能 破积，逐水，涌吐痰涎

瑶药主治 胸腹胀满急痛，大便不通，泄泻痢疾，水肿腹大，痰饮喘满，喉风喉痹，痈疽，恶疮疥癣

现代药理作用[1] 致泻，抗癌，抗病原微生物

用法用量 常用0.1～0.3克入散剂，不做煎服，外用时鲜品适量捣烂敷在患处

参考文献

[1] 万莉, 周振海. 巴豆的药理研究进展 [J]. 江苏中医药, 2003 (11): 60-61.

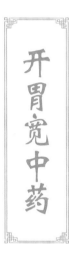

开胃宽中药

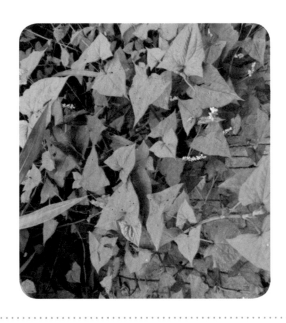

荞麦

🍶 **药用部分**　根、叶、果实

🗓 **采摘时间**　根、叶全年可采收，果实秋季采收

⚜ **炮制方法**　洗净晒干即可

🌿 **分布环境**　分布于全县各镇（区），多生于山坡灌丛中

✳ **瑶药功能**　开胃宽肠，下气消积

✿ **瑶药主治**　肠胃积滞，慢性泄泻，噤口痢疾

❀ **现代药理作用**[1]　降血糖、血脂，抗氧化，抗炎，抗疲劳，抗肿瘤，抗过敏，抗菌，促进胃脘运动

➕ **用法用量**　常用15～30克，水煎服，外用时鲜品适量捣烂敷在患处

参考文献

［1］李静舒，贺东亮. 荞麦的主要生理功能及其应用研究进展［J］. 农业与技术，2022，42（19）：32-34.

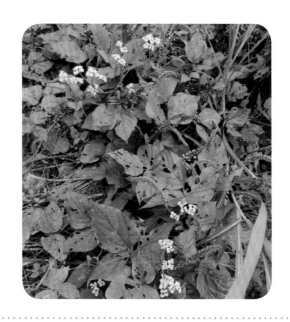

葛花

🌸 **药用部分** 花

📅 **采摘时间** 8—9月采收

⚜ **炮制方法** 洗净晒干即可

🍁 **分布环境** 分布于全县各镇（区），生于草坡、路边或疏林中

✳ **瑶药功能** 解酒醒脾，止血

⚙ **瑶药主治** 不思饮食，伤酒烦热口渴，头痛头晕，脘腹胀满，呕逆吐酸，吐血，肠风下血

⚛ **现代药理作用**[1] 解酒保肝，抗氧化，保护心肌细胞缺氧，对I型糖尿病小鼠脑内氧化应激及认知功能与糖尿病视网膜病变有保护作用，抗菌，抗病毒，促进血管生成

✚ **用法用量** 常用10～20克，水煎服，外用时鲜品适量捣烂敷在患处

参考文献

[1]裴香萍，王瑶，杨文珍，等. 葛花的化学成分、药理作用及毒性研究进展[J]. 山西中医，2018，34（3）：57–60.

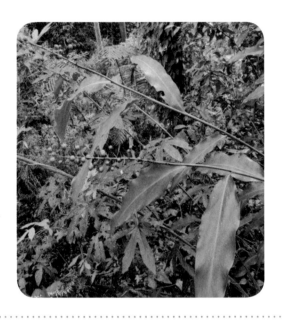

瑶药名称

草豆蔻

🌿 **药用部分**　　果实

📅 **采摘时间**　　夏秋季节采收

⚜ **炮制方法**　　洗净晒干即可

🌱 **分布环境**　　分布于全县各镇（区），生于草坡、路边或疏林中

✳ **瑶药功能**　　燥湿行气，温中止呕

✿ **瑶药主治**　　寒湿内阻，脘腹胀满冷痛，嗳气呕逆，不思饮食

⚛ **现代药理作用**[1]　　保护胃黏膜，抗胃溃疡，促胃肠动力，止呕，抗炎，抑菌，抗
氧化，抗肿瘤

✚ **用法用量**　　常用5～15克，水煎服，外用时鲜品适量捣烂敷在患处

参考文献

[1] 谢鹏，秦华珍，谭喜梅，等. 草豆蔻化学成分和药理作用研究进展 [J]. 辽宁中医药大学学报，2017，19（3）：60-63.

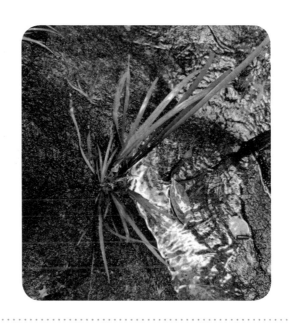

石菖蒲

🪷 **药用部分**　根茎或全株

▣ **采摘时间**　全年可采收

✿ **炮制方法**　洗净晒干即可

❀ **分布环境**　分布于南岗、三排、涡水的山间溪边、石缝中

✺ **瑶药功能**　化湿开胃，开窍豁痰，醒神益智

✿ **瑶药主治**　脘痞不饥，噤口下痢，神昏癫痫，健忘耳聋，胃痛，腹痛，风寒湿痹，痈疽肿毒，跌打损伤

✵ **现代药理作用**[1]　抗炎，抗菌，抗肿瘤，调节血脂，抗阿尔茨海默病，抗帕金森氏综合征，抗抑郁，抗癫痫，利尿，平喘，抗疲劳

✚ **用法用量**　常用5～15克，水煎服，外用时鲜品适量捣烂敷在患处

参考文献

[1] 石坚宏，姬丽婷，骆启晗，等. 石菖蒲化学成分、药理作用及质量标志物预测分析研究进展 [J]. 中成药，2021，43（5）：1286–1290.

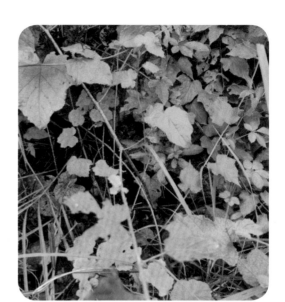

瑶药名称

高良姜

药用部分　根状茎

采摘时间　秋冬季节采收

炮制方法　洗净晒干即可

分布环境　分布于涡水、寨南、盘石、大坪，生于路边、山坡的草地或灌丛中

瑶药功能　温中止呕，散寒止痛

瑶药主治　脘腹冷痛，胃寒呕吐

现代药理作用[1]　抗菌，抗氧化，抗肿瘤，抗炎，调节胃肠功能

用法用量　常用5～15克，水煎服，外用时鲜品适量捣烂敷在患处

参考文献

[1]曾鹏辉，高家菊，普娟，等. 高良姜炮制的历史沿革及现代化学与药理研究进展[J]. 辽宁中医药大学学报，2022，24(9)：101-105.

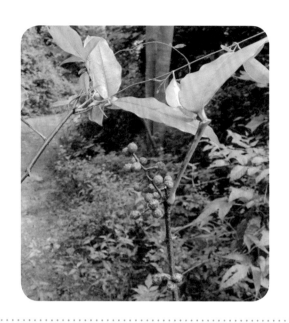

瑶药名称

花椒

药用部分	果实、根和叶
采摘时间	夏秋季节采收
炮制方法	洗净晒干即可
分布环境	分布于三排和南岗，生于石灰岩地带的山谷和灌丛
瑶药功能	温中止痛，杀虫止痒
瑶药主治	脘腹冷痛，呕吐泄泻，虫积腹痛
现代药理作用[1]	抗炎镇痛，杀虫止痒，抗血栓，减少心肌内酶消耗，缓解心脏损伤，抗氧化，抗肿瘤，抑菌，局部麻醉
用法用量	常用5～10克，水煎服，外用时鲜品适量捣烂敷在患处

参考文献

［1］席少阳，郭延秀，马晓辉，等. 花椒化学成分及药理作用的研究进展［J］. 华西药学杂志，2021，36（6）：717−722.

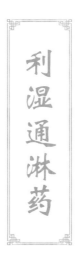

利湿通淋药

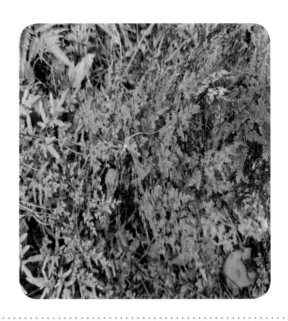

海金沙

药用部分　孢子、茎藤

采摘时间　秋季采收，在孢子囊未开时采收

炮制方法　洗净晒干即可

分布环境　分布于全县各镇（区），生于山坡疏灌丛中或路边、村边

瑶药功能　清利湿热，通淋止痛

瑶药主治　热淋，血淋，膏淋，尿道涩痛，肾结石，胆囊结石

现代药理作用[1]　利胆，降糖，防治尿路结石，抗氧化，抗菌，抗病毒，抗雄性激素，生长调节

用法用量　常用5～15克，水煎服，外用时鲜品适量捣烂敷在患处

参考文献

[1]黄亮辉，苏琪，赵婷婷，等. 海金沙的化学成分及药理活性研究进展［J］. 中药材，2011，34（1）：150-154.

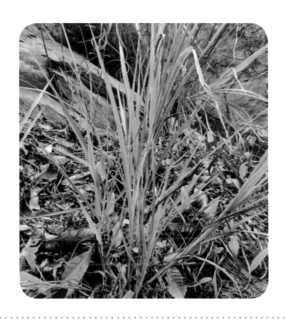

石韦

药用部分	全株
采摘时间	全年可采收
炮制方法	洗净晒干即可
分布环境	分布于全县各镇（区），生长于潮湿石缝上
瑶药功能	利水通淋，清肺泄热
瑶药主治	淋痛，尿血，尿路结石，肾炎，胆囊炎，胆囊结石，胆管结石
现代药理作用[1]	防治尿路结石，祛痰，镇咳，升高白细胞，抗菌，抗病毒
用法用量	常用10～30克，水煎服，外用时鲜品适量捣烂敷在患处

参考文献

［1］赖海标，梅全喜，范文昌. 石韦的化学成分、药理作用和临床应用研究进展［J］. 中国医药导报，2010，7（21）：9-11.

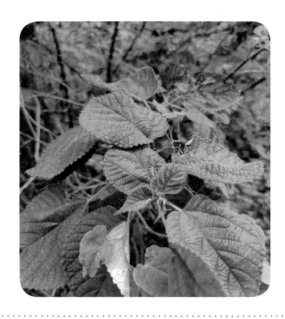

苎麻

药用部分　根和叶

采摘时间　全年可采收

炮制方法　洗净晒干即可

分布环境　分布于全县各镇（区），多为家种，少野生

瑶药功能　清热利尿，凉血

瑶药主治　内服治疗尿路感染，肾炎水肿，孕妇腹痛，胎动不安，先兆流产；外用治疗跌打损伤，骨折，疮疡肿毒

现代药理作用　（暂时未见苎麻药理作用文献）

用法用量　常用10～30克，水煎服，外用时鲜品适量捣烂敷在患处

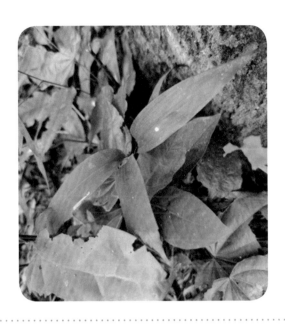

淡竹叶

🪨 **药用部分**　全株

🗓 **采摘时间**　全年可采收

✳ **炮制方法**　洗净晒干即可

🍁 **分布环境**　分布于金坑、涡水的山坡林下的阴湿处

✳ **瑶药功能**　清热除烦，利尿通淋

⚙ **瑶药主治**　胸中疾热，咳逆上气，吐血，热毒风，止消渴，小便不利，泌尿系结石，胆囊结石，痛风

❇ **现代药理作用**[1]　抑菌，抗氧化，保肝，收缩血管，抗病毒，降血脂，心肌保护

🧩 **用法用量**　常用5～15克，水煎服，外用时鲜品适量捣烂敷在患处

参考文献

［1］陈烨. 淡竹叶化学成分与药理作用研究进展［J］. 亚太传统医药，2014，10（13）：50-52.

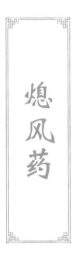

熄风药

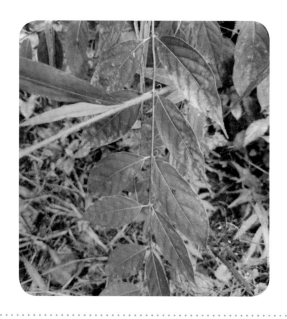

瑶药名称

钩藤

 药用部分　　枝叶

采摘时间　　全年可采收

炮制方法　　洗净晒干即可

分布环境　　分布于全县各镇（区），生于山谷或湿润灌丛中

瑶药功能　　息风定惊，清热平肝

瑶药主治　　肝风内动，惊痫抽搐，高热惊厥，感冒夹惊，小儿惊啼，妊娠子痫，头痛眩晕

现代药理作用[1]　　保护神经，降压，保护心肌，抗癌，抗炎，平喘，镇痛

用法用量　　常用5～15克，水煎服，外用时鲜品适量捣烂敷在患处

参考文献

　　[1]柳威，邓林华，赵英强．钩藤提取物及钩藤碱的药理研究进展［J］．中药新药与临床药理，2021，32（6）：899-904.

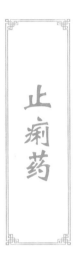

止痢药

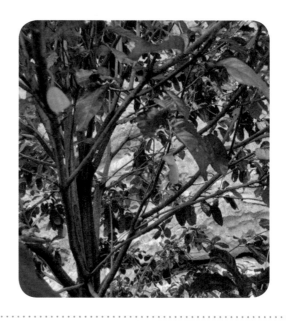

苹婆

 药用部分　果实、果皮

采摘时间　7—8月采收

炮制方法　洗净晒干即可

分布环境　分布于全县各镇（区），生于山谷中

瑶药功能　止痢

瑶药主治　腹泻，美容

现代药理作用　（暂时未见苹婆药理作用文献）

用法用量　常用果壳15～60克，水煎服，外用时鲜品适量捣烂敷在患处